教育部第四批1+X证书制度试点
美容光电仪器操作职业技能等级认证教材

医学美容技术专业双元育人教材系列

美容仪器应用

第二版

主　编　杨国峰　贾建鸿　叶秋玲
副主编　赵继维　申泽宇　鹿　程
编　委（按姓氏拼音排序）
　　　　龚　磊（惠州雅姬乐化妆品有限公司）
　　　　郭文俊（西安海棠职业学院）
　　　　贾建鸿（北京宏强富瑞技术有限公司）
　　　　鹿　程（海棠医药科技有限公司）
　　　　潘菲菲（惠州雅姬乐化妆品有限公司）
　　　　申泽宇（惠州雅姬乐化妆品有限公司）
　　　　孙艳丽（西安海棠职业学院）
　　　　王　琴（北京宏强富瑞技术有限公司）
　　　　王　涛（北京宏强富瑞技术有限公司）
　　　　王志华（西安海棠职业学院）
　　　　蔚　东（北京宏强富瑞技术有限公司）
　　　　辛巧霞（北京宏强富瑞技术有限公司）
　　　　杨国峰（西安海棠职业学院）
　　　　叶秋玲（惠州雅姬乐化妆品有限公司）
　　　　赵继维（北京宏强富瑞技术有限公司）
　　　　朱　艳（惠州雅姬乐化妆品有限公司）

復旦大學出版社

内容提要

本教材为医学美容技术专业双元育人活页教材系列之一，编写团队对第一版教材进行了全面调整和更新。在教材内容设计和组织上，对接1+X美容光电仪器操作职业技能等级证书标准、光电仪器操作技能竞赛标准。教材共分4个单元32个任务及3个附录。其中每个任务"学习目标"中补充了任务蕴含的思政教育目标，突出课程思政的重要性和针对性；增加了"情景导入"内容，素材均选自岗位一线与任务相关的典型案例或常见问题，起到承上启下、激发学习兴趣的作用，让学生带着问题进入学习；课后复习改为"任务评价"，丰富了评价的形式和内容，既检验了学习本任务的效果，又拓展了学生学习的方式和视野。在编写过程中，我们坚持以通俗易懂、简洁实用为宗旨，在情景化的模式下，遵循理论知识及原理够用，重点培养技能操作及案例分析能力，更加贴近岗位能力培养需求。本教材可以作为医学美容技术专业、中医美容及美容美体等相关专业教材使用，1+X美容光电仪器操作职业技能等级证书考试用书，同时适合各类美容职业教育培训及企业员工培训使用。

本系列教材配有相关教学课件、视频等，欢迎教师完整填写学校信息来函免费获取：xdxtzfudan@163.com。

Foreword 序 言

党的二十大要求统筹职业教育、高等教育、继续教育协同创新,推进职普融通、产教融合、科教融汇,优化职业教育类型定位。新修订的《中华人民共和国职业教育法》(简称"新职教法")于 2022 年 5 月 1 日起施行,首次以法律形式确定了职业教育是与普通教育具有同等重要地位的教育类型。从"层次"到"类型"的重大突破,为职业教育的发展指明了道路和方向,标志着职业教育进入新的发展阶段。

近年来,我国职业教育一直致力于完善职业教育和培训体系,深化产教融合、校企合作,党中央、国务院先后出台了《国家职业教育改革实施方案》(简称"职教 20 条")、《中国教育现代化 2035》《关于加快推进教育现代化实施方案(2018—2022 年)》等引领职业教育发展的纲领性文件,持续推进基于产教深度融合、校企合作人才培养模式下的教师、教材、教法"三教"改革,这是贯彻落实党和政府职业教育方针的重要举措,是进一步推动职业教育发展、全面提升人才培养质量的基础。

随着智能制造技术的快速发展,大数据、云计算、物联网的应用越来越广泛,原来的知识体系需要变革。如何实现职业教育教材内容和形式的创新,以适应职业教育转型升级的需要,是一个值得研究的重要问题。"职教 20 条"提出校企双元开发国家规划教材,倡导使用新型活页式、工作手册式教材并配套开发信息化资源。"新职教法"第三十一条规定:"国家鼓励行业组织、企业等参与职业教育专业教材开发,将新技术、新工艺、新理念纳入职业学校教材,并可以通过活页式教材等多种方式进行动态更新。"

校企合作编写教材,坚持立德树人为根本任务,以校企双元育人,基于工作的学习为基本思路,培养德技双馨、知行合一,具有工匠精神的技术技能人才为目标。将课程思政的教育理念与岗位职业道德规范要求相结合,专业工作岗位(群)的岗位标准与国家职业标准相结合,发挥校企"双元"合作优势,将真实工作任务的关键技能点及工匠精神,以"工程经验""易错点"等形式在教材中再现。

校企合作开发的教材与传统教材相比,具有以下三个特征。

1. 对接标准。基于课程标准合作编写和开发符合生产实际和行业最新趋势的教材,而这些课程标准有机对接了岗位标准。岗位标准是基于专业岗位群的职业能力分析,从专业能力和职业素养两个维度,分析岗位能力应具备的知识、素质、技能、态度及方法,形成的职业能力点,从而构成专业的岗位标准。再将工作领域的岗位标准与教育标准融合,转化为教材编写使用的课程标准,教材内容结构突破了传统教材的篇章结构,突出了学生能力培养。

2. 任务驱动。教材以专业(群)主要岗位的工作过程为主线,以典型工作任务驱动知识和技能的学习,让学生在"做中学",在"会做"的同时,用心领悟"为什么做",应具备"哪些职业素养",教材结构和内容符合技术技能人才培养的基本要求,也体现了基于工作的学习。

3. 多元受众。不断改革创新,促进岗位成才。教材由企业有丰富实践经验的技术专家和职业院校具备双师素质、教学经验丰富的一线专业教师共同编写。教材内容体现理论知识与实际应用相结合,衔接各专业"1+X"证书内容,引入职业资格技能等级考核标准、岗位评价标准及综合职业能力评价标准,形成立体多元的教学评价标准。既能满足学历教育需求,也能满足职业培训需求。教材可供职业院校教师教学、行业企业员工培训、岗位技能认证培训等多元使用。

校企双元育人系列教材的开发对于当前职业教育"三教"改革具有重要意义。它不仅是校企双元育人人才培养模式改革成果的重要形式之一,更是对职业教育现实需求的重要回应。作为校企双元育人探索所形成的这些教材,其开发路径与方法能为相关专业提供借鉴,起到抛砖引玉的作用。

博士,教授

2022 年 11 月

Preface 第二版前言

《美容仪器应用》第一版为医学美容专业双元育人活页教材系列之一,于2019年8月出版后,经过几十所职业院校教学和企业员工培训的实践,积累了丰富的教学经验。同时,随着美容行业的快速发展,各种技术和仪器设备不断更新换代,为了充分满足职业院校学生及企业员工掌握最新知识和技能的需要,本教材编写团队对原教材进行了全面调整和更新,完成了第二版修订。编写团队主要由长期工作在职业教育教学一线,并参与美容光电仪器职业技能操作等级证书标准开发及证书培训考核的职业院校教师、有影响力的企业一线的能工巧匠组成。

本教材以"立德树人根本任务"为指导,坚持课程思政贯穿于课堂教学,秉持"行动导向、德技并修、学生中心、能力本位"的教学理念,围绕"以人为本、敬业奉献、诚实守信"的价值观,充分挖掘课程所蕴含的思政教育元素,将"科学严谨、精益求精、法律意识、风险防范意识"的职业素养与专业知识和专业技能有机融合。实现"教材承载思政"与"思政寓于课程"的有机统一,使课程思政与职业素养潜移默化、润物细无声。

在教材内容设计和组织上,对接1+X美容光电仪器操作职业技能等级证书标准、光电仪器操作技能竞赛标准,突出思想性、科学性、实践性、前沿性,注重德技并修、育训结合,有机融入敬畏生命、崇尚健康、工匠精神、爱岗敬业的职业精神和职业规范等内容,体现基于工作的学习,使知识传授与能力培养相统一。遵循仪器操作的普遍规律,对原版的课程标准进行了修订、单元结构进行了重构和补充,更加符合学生的认知规律。及时将新技术、新工艺、新规范纳入教学标准和教学内容,增加并完善了专业教学资源库,进一步扩大优质教育资源覆盖面。主动适应"互联网+职业教育"发展需求,运用现代信息技术改进教学方式方法,推进虚拟工作场景等网络学习空间建设和应用,书中部分重要知识点有配套视频演示,并将AR技术、微视频等信息化教学手段融入其中。同时增加了1+X美容光电仪器职业技能等级证书标准(初、中、高级)、考点及题库等相关内容,助力职业院校学生在获得学历证书的同时,积极取得美容光电仪器职业技能等级证书,为拓展就业创业本领创造条件,实现岗课赛证融通。

教材共分4个单元32个任务及3个附录。其中每个任务"学习目标"中补充了任务蕴含的思政教育目标,突出课程思政的重要性和针对性;增加了"情景导入"内容,素材均选自岗位一线与任务相关的典型案例或常见问题,起到承上启下、激发学习兴趣的作用,让学生带着问题进入学习;课后复习改为"任务评价",丰富了评价的形式和内容,既检验了学习本任务的效果,又拓展了学生学习的方式和视野。在编写过程中,我们坚持以通俗易懂、简洁实用为宗旨,在情景化的模式下,遵循理论知识及原理够用,重点培养技能操作及案例分析能力,更加贴近岗位能力培养需求。

本教材编写过程中得到教育部职业院校中国特色学徒制教学指导委员会的指导,广东省卫生职业教育协会、复旦大学出版社给予了大力支持,海棠职业学院、北京宏强富瑞技术有限公司、惠州雅姬乐化妆品有限公司、海棠医药科技有限公司等单位积极组织教师参与编写工作,对于他们的无私奉献,在此深表感谢!

由于时间紧,作者水平有限,尽管各环节严谨把关,但也难免有疏漏之处,恳请广大读者批评指正,以便及时修正改进。

本教材图片、视频为原创,不涉及版权及肖像权问题,所应用的仪器及护理产品与企业不存在利益关系。

编　者

2023 年 10 月

Contents 目 录

单元一 • 美容仪器应用基础 1-1
    任务一　美容仪器基础知识认知 1-2
    任务二　美容仪器维护与管理 1-11
    任务三　美容仪器应用与产品搭配 1-15

单元二 • 皮肤美容仪器 2-1
    任务一　皮肤检测仪应用 2-2
    任务二　负压清洁美容仪应用 2-5
    任务三　注氧美容仪应用 2-9
    任务四　导入美容仪应用 2-15
    任务五　黄金微针美容仪应用 2-17
    任务六　射频美容仪应用 2-20
    任务七　点阵激光美容仪应用 2-24
    任务八　调 Q 激光美容仪应用 2-29
    任务九　皮秒激光美容仪应用 2-33
    任务十　脉冲强光美容仪应用 2-36
    任务十一　聚焦超声波美容仪应用 2-39
    任务十二　红血丝激光美容仪应用 2-43
    任务十三　半导体激光脱毛仪应用 2-46
    任务十四　红蓝光美容仪应用 2-49

单元三 · 身体调理类仪器   3-1
    任务一   美体综合仪应用   3-2
    任务二   腹臀减脂仪应用   3-7
    任务三   电子养生理疗仪应用   3-11
    任务四   电磁波减脂增肌仪应用   3-15
    任务五   磁刺激盆底肌修复仪应用   3-17
    任务六   艾灸仪应用   3-19

单元四 · 常见美容问题仪器应用案例   4-1
    任务一   皮肤衰老仪器应用预防与治疗   4-2
    任务二   色素性皮肤仪器治疗   4-4
    任务三   痤疮皮肤激光治疗   4-15
    任务四   减脂塑形仪器应用案例分享   4-17
    任务五   低体温综合征仪器应用案例分享   4-21
    任务六   产后康复仪器应用案例分享   4-27
    任务七   运动损伤仪器应用缓解案例分享   4-33
    任务八   美容仪器使用后正常反应处理   4-36
    任务九   美容仪器使用后异常反应处理   4-40

主要参考文献   1

附录   3
附录一   美容仪器应用课程标准   4
附录二   美容光电仪器操作职业技能等级标准   11
附录三   《美容光电仪器操作师》职业技能证书考核试题精选   14

单元一

美容仪器应用基础

任务一　美容仪器基础知识认知

学习目标

1. 了解电磁辐射的特性及其在皮肤美容上的应用。
2. 了解激光、脉冲强光、射频的作用原理。
3. 能够以严谨、认真负责的态度学习并理解美容仪器的基本原理及规范操作的重要性。

情景导入

小王是一位光电美容仪器厂家培训导师,经常到美容机构给操作师做培训,本次培训项目是光电美容仪器的治疗原理和规范操作。培训时学员经常会问,光为什么有这么强大的功能?光电美容项目中的光和电有什么区别,各有什么美容意义?什么是激光,和可见光有什么区别?

学习内容

一、电磁波

电磁波也称电磁辐射,是电场和磁场交替所形成的波,是以波的形式传播的电磁场,其传播的方向为电场和磁场构成的平面(如图 1-1-1)。电磁波在真空中传播的速度等同于光速,为 $3×10^8$ m/s。

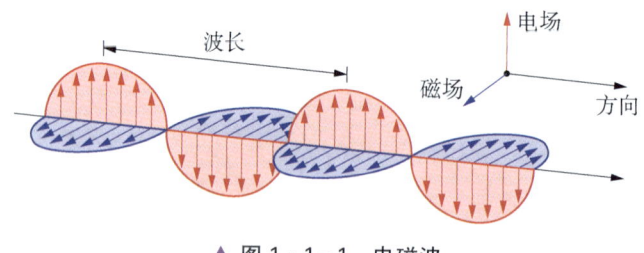

▲ 图 1-1-1　电磁波

在电磁辐射波谱中包含短波长的 X 射线和 γ 射线,与皮肤美容密切相关的有紫外光、可见光、红外光,以及长波长的微波和无线电等。如今电磁波已被广泛应用于手机通信、卫星信号、导航、遥控、定位、家电(微波炉、电磁炉)红外波、工业、医疗器械等方面,给人们的生活提供了极大的便利(图 1-1-2)。

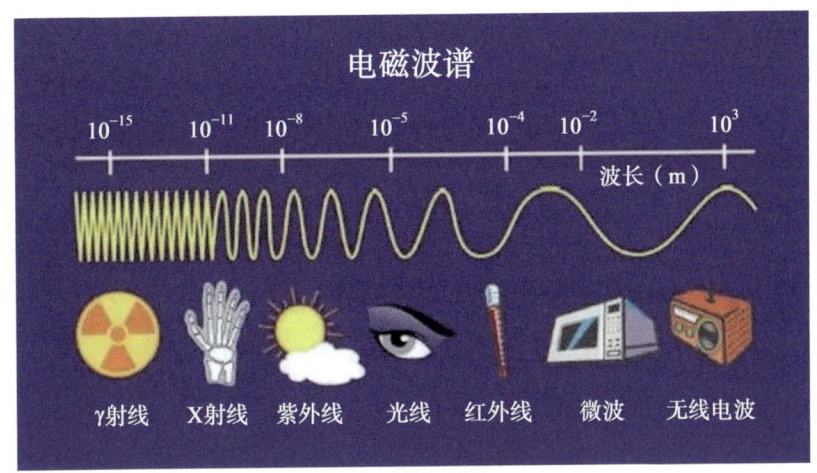

▲ 图 1-1-2　电磁辐射波谱

光是最为常见的自然现象,光是一种电磁波,通常我们讲的光是人类肉眼可以看见的光(电磁波),我们也叫可见光。可见光波长为 400～700 nm,赤、橙、黄、绿、青、蓝、紫即是这个波段。紫外光和红外光为肉眼不可见光,紫外光波长为 10～400 nm,红外光波长为 700 nm～1 mm。紫外光、可见光、红外光在皮肤美容领域均有广泛的应用(图 1-1-3)。

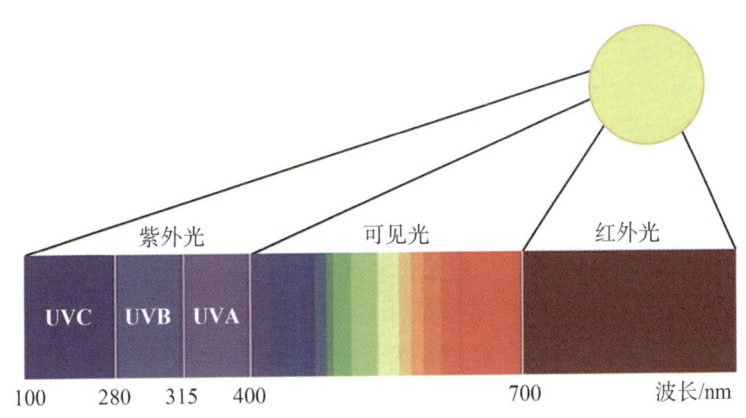

▲ 图 1-1-3　电磁波光谱图

射频技术也是一种电磁波,其频率在 100 kHz～30 GHz。射频也称射频电流,简称 RF。射频有非常好的穿透深度,通过电阻将电能转换成热能,有改变胶原形态、刺激胶原新生、加速脂肪分解的作用。

(一) 电磁辐射的特性

电磁辐射波具有两种特性:波的特性和粒子特性。电磁辐射表现为电场和磁场的快速更替,因此具有波的特征。各种不同的射线主要差别在于它们的振荡频率不同,当然不同的振荡频率其波长不同,所携带的能量强度也不同。正因为频率的不同,它们与组织的作用方式和结果也不同,正是利用这些不同的作用结果和方式来达到皮肤美容的效果。

和所有其他波相关的现象一样,电磁辐射能量具有波长和频率。波长(λ)是指一个完整的电磁波循环(图1-1-2);频率(f)是指每秒钟电磁波经过某一点的数量。如调频无线电的波长是3 m,频率为100 kHz。因此,电磁辐射的速度$(C) = f \times \lambda$,也就是300 km/s。

在一个给定的介质中,光的传播速度是不变的,因此电磁波如果频率高,则波长就会短,相反频率低则波长长。

(二)电磁辐射的能量

光作用到皮肤上,主要会有4种传播方式:反射、散射、传导和吸收(图1-1-4)。光对皮肤的改变,是建立在光被组织吸收的基础上的,即只有被组织吸收的光,才可能起到皮肤美容的效果。电磁波是能量传输的方式,波长较长的电磁波所携带的能量低于长波长携带的能量。也就是说无线电波、微波、红外线、可见光、紫外线、X线、γ射线的光子能量是依次递增的,其中γ射线能量最高,无线电波能量最低。

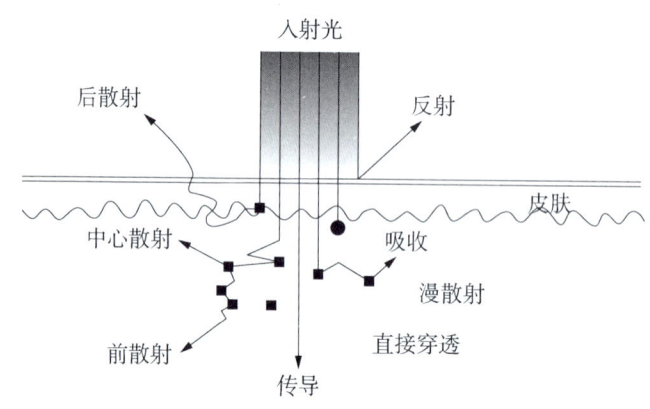

▲ 图1-1-4 光的传播路径

能量的计量单位是焦耳,用字母J表示。能量密度是一个非常重要的概念,指的是单位面积上能量的大小,用J/cm^2表示,能量密度与治疗效果息息相关。能量释放的速度称为功率,计量单位为瓦特,用字母W表示,1 W就是每秒释放1 J能量。因此,每单位面积中的瓦特数就是每单位面积中能量释放的速度,称为辐射度,常用W/cm^2表示。光作用到组织上的时间称为脉宽,脉宽的单位常用到的从大到小依次是毫秒、微秒、纳秒、皮秒。脉宽越大代表着照射时间越长,能量释放越多,光热作用越强。光斑面积和能量密度有关,在相同能量的前提下,光斑面积越大,能量密度越小,相反光斑密度越小,能量密度越大。光斑大小也会影响治疗效率和作用深度,大的光斑面积穿透深度越深,常被用于深层次靶组织破坏的治疗,小的光斑面积穿透浅,常用于治疗表浅的皮肤问题。

在脉冲激光与光子的治疗过程中,能量密度通常是最重要的治疗参数之一,它与疗效相关,也与并发症有关。当激光或光子的能量密度释放超过了正常皮肤所能承受的极限时,皮肤就会被灼伤产生并发症。而在弱激光或光动力学治疗过程中,光子输出的速度,也就是功率要显得重要一些,因为单位面积上所接受的总焦耳数往往与疗效的关系更密切。

二、激光

1917年,著名物理学家爱因斯坦提出,组成物质的原子中,有不同数量的电子分布在不同的能级上,在高能级的电子受到某种光的激发,会从高能级跃迁到低能级,这时将会辐射出与激发它的光相同性质的光(图1-1-5)。科学界对于激光的研究由此而来。

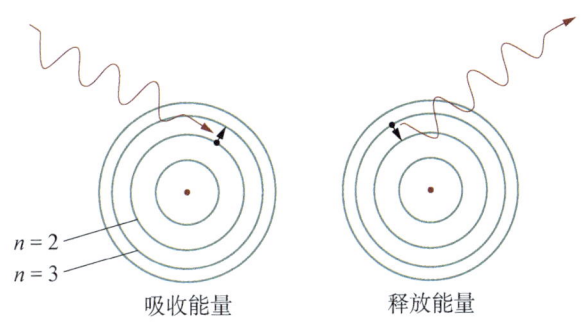

▲ 图1-1-5 电磁波的自发释放

(一) 自发释放与受激释放

能够产生激光的物质(原子、分子、离子、化合物等状态)在特殊的条件下(电、光激发)发生离子数反转,通过谐振腔的作用反射出来的光就是激光,激光就是受激释放并放大的光,音译名称为镭射,"镭射净肤"讲的就是激光对于皮肤色素的作用。1964年按照我国著名科学家钱学森的建议,将"光受激辐射"改成"激光"。

(二) 离子数反转与谐振腔

在正常情况下,大多数的电子处在静态,而受激状态的电子很少。如果要增加受激释放的可能性,一定要提高受激状态电子的比例,使处于受激状态的电子数多于处在静态的电子数,这一过程称为离子数反转。这对于产生激光来说是一个先决条件,这样光子激发受激状态电子的可能性会大大提高,释放出来的光子又能以同样的方式再激发产生新的光子。

要想增加受激状态电子的比例达到离子数反转,使光子的受激释放达到频繁发生的程度,就必须提供外源性的能量,提供这一能源的系统,就是所谓的泵。

激光是一种人造光源,由激光器产生,光学谐振腔是激光器的重要组成部分,光学谐振腔的作用是让更多的光子由静态受激变成激发态,以实现有更多的受激发光子,在腔内形成传播方向一致,频率和相位相同的强的光束。

激光介质是产生激光的物质,它提供了产生光子时受激释放的电子,在谐振腔内填充的这些介质可以是固体、液体或气体的,谐振腔内的介质决定了激光器产生激光的波长(图1-1-6)。

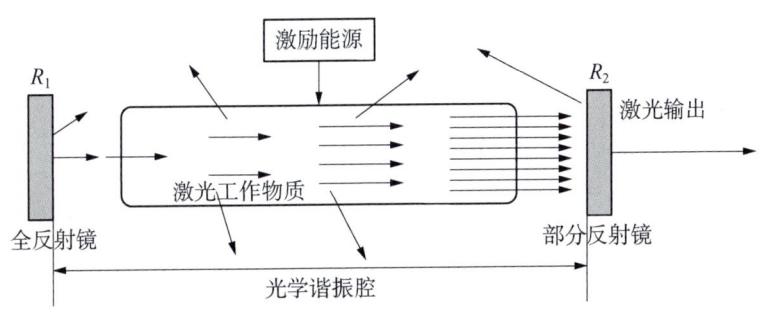

▲ 图1-1-6 谐振腔与激光的产生

(三) 激光的物理特性

单色性:波长单一,颜色呈现单一颜色,例如 532 nm 波长的激光表现为绿色,694 nm 波长的光表现为红色。单色性也使选择性光热作用原理成为可能。

相干性:激光的传播方向和光子的震动方向一致,激光和光波具有时间和空间上的高度统一。

平行性:激光在传播过程当中,很少发生弥散,在方向上沿直线传播。

高能量和易于聚焦:由于激光波长较为单一,相干性好,所以激光能几乎聚焦成一点,达到非常高的能量,通常普通光线不能完全聚焦在一点,因此也不能达到激光的高能量状态。

(四) 激光的分类

根据激光工作介质不同,皮肤美容常应用到的激光器分为固体激光器(介质为晶体和玻璃)、气体激光器和液体激光器,另外根据激励方式和传输方式的差异还有半导体激光器、光纤激光器等。不同的激光器产生不同波长的激光,在皮肤美容上也有不同的应用范围。常用到的固体激光器有 694 nm 红宝石激光,其工作介质为红宝石晶体,产生的激光波长为 694 nm,多应用于色素性皮肤问题的治疗。755 nm 翠绿宝石激光工作介质为翠绿宝石晶体,激光波长为 755 nm,是作为毛发脱除、皮肤色素清除的理想波段。Nd:YAG 激光工作介质为钇铝石榴石晶体,可发射出激光美容的黄金波长,1 064 nm 波长,在治疗血管性皮肤问题、色素性皮肤问题领域发挥着不可替代的作用。

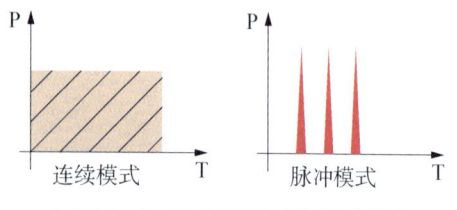

▲ 图 1-1-7 连续激光与脉冲激光

激光依据其释放能量的方式,可分为连续激光、半连续激光或准连续激光和脉冲激光(图 1-1-7)。

1. 连续激光 以稳定的连续光束释放其激光能量,如:CO_2 激光、氩离子激光、氪离子激光、氦离子染料激光等。

2. 脉冲激光 激光的发射以每隔一定时间断续进行,每一次光束的发射为一个脉冲,光子能量作用的时间称为脉宽,每个脉冲间隔的时间称为脉间。在相同的脉冲能量下,脉宽越短,峰值功率越强。

3. 半连续激光 介于连续激光和脉冲激光之间的一种能量释放的方式,每个脉冲之间的间隔时间非常短暂,不可调节,使得能量是以紧密联结在一起的脉冲群的形式释放出来,所以其临床效果与连续激光的效果非常相似。

三、脉冲强光

(一) 脉冲强光的特性

强脉冲光是一种非激光的人造复合光源,利用选择性光热作用原理,实现美肤的效果。波长范围为 400~1 200 nm,处于可见光和近红外的波段。光能由手具结构中的脉冲氙灯发出,临床上多用于治疗皮肤光老化、血管性问题、毛发脱除和表皮色素改变,是现代激光美容发展史上最受欢迎的多功能治疗平台。强脉冲光以单脉冲或多脉冲形式发射光子能量,在治疗手具中插入不同的滤光片获得不同波长范围的光。常用的滤光片波长有 430~1 200 nm 多用于痤疮的治疗;530~1 200 nm 波长可用于嫩肤,淡化色素,刺激胶原生成;560~1 200 nm 波长可做雀斑的治疗;585~1 200 nm 对毛细血管扩张改善明显;610~1 200 nm 可用于脱毛。

（二）脉冲强光的临床应用

强脉冲光产生的脉冲强光可被皮肤中的色素吸收，实现表皮性色素沉着的良好改善以及脱毛的治疗。在针对雀斑、雀斑样痣、老年斑、色素沉着的治疗时，光被皮肤层次中的黑色素所吸收，转化为热能带来色素颗粒受热膨胀破碎为更小颗粒，随着新陈代谢排出体外，色素明显淡化且消失。

在做脱毛治疗时，吸收光能的靶色基是黑色素，存在于毛干和毛鞘内，治疗的靶目标是毛乳头和毛囊干细胞。毛干及毛鞘内的黑色素吸收光能，所产生的热量扩散到邻近的毛囊隆突部位和毛囊根部，使毛囊干细胞和毛乳头不可逆损伤，毛发失去营养供给逐渐变细和脱落。

强脉冲光不仅能被皮肤中的黑色素所吸收，也能被血管中的血红蛋白吸收。氧合血红蛋白的吸收峰值分别在 418 nm、542 nm、577 nm，血红蛋白可高效吸收此波长范围的光。在血管性病变的治疗当中，靶色基是血红蛋白，靶目标为血管内皮细胞，即血红蛋白吸收光产生的热能，热量传递至血管壁，损伤血管内皮细胞，导致扩张的血管失活，达到治疗目的。

800 nm 以后的波长有较强的亲水性，被水吸收后产生热量，可以促进胶原的合成和重排，一方面强脉冲光的热效应能够刺激纤维细胞转化为成纤维细胞，促进成纤维细胞分泌Ⅰ型胶原；另一方面，热能可以明显缩短Ⅰ型胶原，减少皮肤皱纹。强脉冲光不仅增加Ⅰ型胶原合成，而且也增加Ⅲ型胶原合成。强脉冲光作用于皮肤组织产生光热作用和光化学作用，使皮肤的胶原纤维和弹力纤维重新排列、胶原重塑，并恢复弹性，从而达到消除或减轻皱纹、缩小毛孔的嫩肤效果。

传统的强脉冲光因为脉冲能量有衰减，首脉冲能量较高，子脉冲呈现递减趋势，在安全性和治疗效率上均不是最优。随着技术的发展，强脉冲光的升级技术，完美脉冲光解决了以上的问题。使得脉冲能量控制均一，波形顶端平，没有能量峰值和能量衰减，避免了脉冲始发时的峰值能量过高引起皮肤过热而受损伤和脉冲结束时能量不足的无效治疗，故其治疗作用更温和、安全且有效，如图 1-1-8。

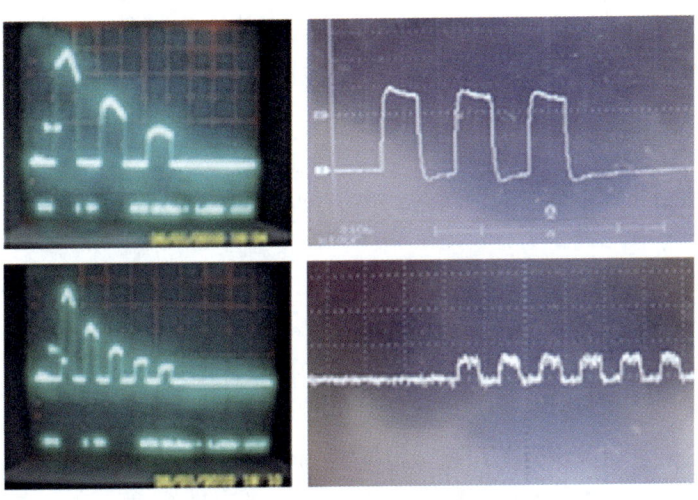

▲ 图 1-1-8　传统脉冲光技术与完美脉冲技术

> **想一想：**
> 1. 强脉冲光对解决哪类皮肤问题的效果比较理想，与激光治疗的区别。
> 2. 从效果来看，激光、强脉冲光对祛斑、嫩肤和治疗毛细血管扩张各有何优势？

四、射频能量

（一）射频的原理

无线电和微波都是电磁辐射能量，它们通称为射频（图1-1-9），简称RF，也称为射频电流，是一种高频交流变化电磁波，当作用于生物组织时，可在1秒内将生物组织电场的极性改变百万次，处于电场内的带电粒子会以相同的频率改变其极性，因此，带电粒子之间以及带电粒子与组织阻抗之间产生摩擦而将电能转化为热能，加热生物组织。

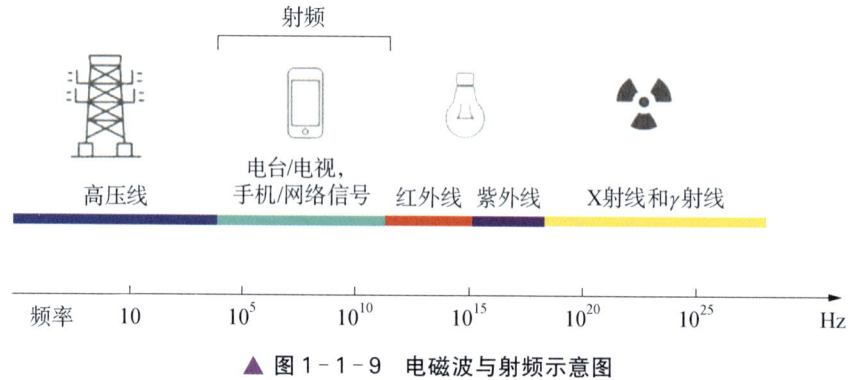

▲ 图1-1-9　电磁波与射频示意图

当射频电流接触皮肤时，由于热传导的作用，电极头附近的高热量被传导到组织深层，血液的流动也会带走电极头外表的热量。因此，电极头接触的表皮温度不会很高，而皮肤内部温度却会因能量的积累逐渐上升，同时一部分能量因热传导向更深层组织扩散，最终达到平衡。射频产生的热量可达真皮及深层组织，这称之为"选择性电热作用"，当温度达到55~65℃时，胶原纤维发生收缩和增生，达到紧肤除皱的目的。

（二）射频的特点

因为射频的作用原理不同于先前讲述的激光和强脉冲光，所以其特点也不同于激光和强光，具体特点如下。

1. **选择性电热作用**　射频电流作用于皮肤后，和身体当中阻抗发生作用转化为热能，热量可使胶原形态发生变化，长度变成原来的1/3，直径增加，由三螺旋结构变成任意卷曲结构，带来皮肤即刻性的紧致和提升，有抚平皱纹、改善肌肤轮廓的作用。另外热损伤可刺激胶原蛋白新生，导致真皮的重建和增厚，带来肉眼可见的年轻化的美肤效果。

2. **非侵入性、微创**　相比激光和强脉冲光，射频的治疗是非侵入性的。透射电镜观察发现，射频对组织的热损伤深度仅15μm，而且根据其选择性热作用原理，其对表皮作用微乎其微。因此，应用射频治疗时，无须表面麻醉，并且恢复期相对较短。

3. **治疗起效快、效果持久**　因为射频作用皮肤后，可即刻引起胶原纤维的收缩，故治疗结束后即有提拉紧致效果。射频激发的后续胶原纤维和弹性纤维的再生一般发生在治疗后的几个月中(2~6个月)或者更长时间。治疗 4 个月后的组织标本显示,表皮和真皮乳头层增厚,并且有皮脂腺的收缩。临床观察射频治疗后皮肤饱满紧致效果可持续 3~6 个月。

> **想一想**:射频作用于真皮组织产生效果最明显的时间是什么时候?

(三) 临床应用

大数据显示,皮肤抗衰老的治疗是皮肤美容市场的最大需求,光电治疗抗衰有更安全、更舒适和低成本的特点。点阵激光和强脉冲光是通过光热作用,在可控损伤的前提下,带来组织的新生,两种手段相对有一定恢复期,随着增值和重塑效果叠加越发明显。射频的优势在于起效快,无停工期,过程舒适。常用到的射频技术有单极射频、双极射频和多极射频。

1. 单极射频 单极射频设备有 4 个主要组成部分:一个射频发射器,一个手具,一个冷却调节器,以及可控制的治疗头。

单机射频手具上只有一个电极,另外一个电极为负极片,两者配合使用形成回路,在手具和负极片之间形成柱状加热带。单极射频可用于较深的皮肤层次,对于皮肤松弛下垂,局部肥胖松垮有明显的治疗效果。

2. 双极射频及三极射频 射频治疗手具有两个电极称为双极射频,3 个电极称为三极射频,电流沿正极到负极形成闭合回路,相对于单极射频,双极射频穿透深度较浅,能量的有效穿透深度局限于电极间距离的 1/2,双极射频同样带来水分子的高速运动,产能热量。

单极射频和双极射频均可应用于皱纹和皮肤松弛的治疗,前者一般能量较大、穿透深、治疗时有疼痛感,可能更适合消除脂肪团和紧肤;双极射频通常能量低、穿透相对浅、控制性好、治疗时没有疼痛感,较适合治疗面部皱纹和紧肤。

双极射频适应证:主要用于面部年轻化治疗,如紧肤(收缩粗大毛孔、改善法令纹、改变脸形、收紧双下巴、颈部收紧)、面部塑形、面部提升、颈部年轻化、塑形(吸脂后皮肤收紧、产后腹部收紧、手臂塑形、腹部塑形、臀部/腿部塑形)、减脂(橘皮样皮肤)等。

三极射频有 3 个电极互为发射极和接收极,同时给组织加热,能更好地刺激皮肤,达到治疗皮肤松弛、减脂的目的,如图 1-1-10。

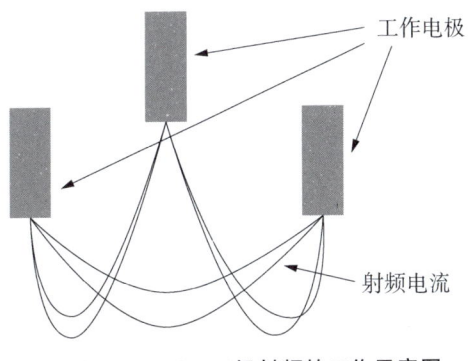

▲ 图 1-1-10 三极射频的工作示意图

> **想一想**：双极射频作用原理及适应范围是什么？

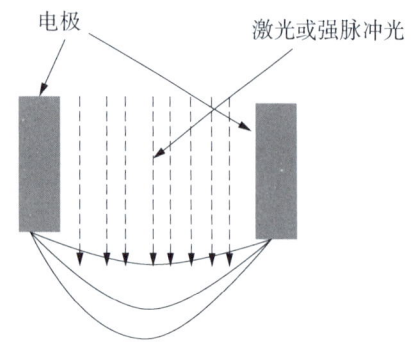

▲ 图1-1-11 光电协调工作示意图

射频和光的光电协同治疗技术是光和电的结合（如图1-1-11），其设备是将射频和强脉冲光/激光结合起来进行多重治疗。这种设备加上的射频是一种标准的普通双极射频装置，两个电极平行排列，使得治疗用的光能量降低以增加安全。例如，早期的强脉冲光在增加射频技术之后，在治疗浅色毛发的脱除以及嫩肤时，由于射频的深层加热，有更高的治疗效率和更好的效果。

五、其他光源

激光和强脉冲光都是皮肤中的靶色基吸收特定波长的光，转化为热能损伤靶目标，带来相应的治疗效果。发光二极管（也称LED光源）是皮肤美容治疗中非光热的一种治疗技术，也称为冷光源。

发光二极管技术具有如下特点：①光源是非热光源，输出功率低，一般为毫瓦级，明显低于激光和强光的输出功率，具有高的安全性；②光源对皮肤组织的作用主要通过光调节作用，而不是激光的光热效应或者光机械效应；③可以灵活地组合成不同波长阵列的光源，产生更大的辐照面积；④与普通强脉冲光光源相比，二极管的发射光谱可以控制在约3 nm的窄谱范围内，可以选择最佳的治疗波段，从而实现对组织的靶向治疗。二极管光源的诸多优点，使之成为低能量窄谱光调疗法的理想光源。

发光二极管的美容作用主要是对皮肤的光调作用。原理是低能量的光源作用于细胞内的线粒体，激活线粒体上的能量开关，进而活化细胞功能，促进细胞的增殖和迁移，调节细胞因子和炎症介质水平。目前，该光源在临床的应用主要集中在以下方面：①痤疮的治疗。临床常用波长415 nm左右的蓝光照射痤疮皮损，促使痤疮丙酸杆菌内源性卟啉产生单态氧，起到灭菌效果，有辅助治疗痤疮的作用。②促进创面愈合。红光有很强的穿透能力，可促进伤口内巨噬细胞胞质酯酶含量增加，促进上皮、附属器、成纤维细胞的再生以及相应的各类细胞核内DNA含量的增加，促进伤口的愈合。③红光也可促进成纤维细胞和内皮细胞增殖，清除自由基，增强细胞活力。④黄光有促进细胞新陈代谢，加厚和重组真皮结构、减少皮肤黑色素形成和提高皮肤免疫力的效果，临床上，多采用高能量窄光谱黄光（590 nm）治疗面部皮炎（如激素依赖性皮炎）。

任务评价

一、单选题

1. 射频美容仪使组织内_____高速运动并产生热量。（　　）
   A. 带电离子　　B. 分子　　C. 不带电离子　　D. 原子　　E. 质子

2. 激光在皮肤美容上有着非常多的应用，主要原因是其具有（　　）。
   A. 单色性　　B. 相干性　　C. 平行性　　D. 高能量密度

3. 强脉冲光的应用范围不包括_____。（　　）
   A. 色斑治疗　　B. 红血丝　　C. 减脂瘦身　　D. 脱毛　　E. 皮肤年轻化

二、判断题

1. 可见光的波长是 800 nm 以上。（　　）
2. 射频美容仪在操作前要先将身体上的金属饰品取下，如果体内有金属存在可以避开金属部位操作。（　　）
3. 射频技术是光热作用的结果，能有效提高皮肤的紧实度。（　　）

三、思考题

光电美容其中的光和电有什么区别，各有什么美容意义？什么是激光？

（王　涛）

任务二　美容仪器维护与管理

学习目标

1. 了解美容仪器维护与管理的意义及管理的程序。
2. 能够按美容仪器维护和保养要求做好仪器日常维护工作。
3. 具有安全责任意识，严格遵守仪器清洁、拆卸和安装操作规范。

情景导入

孙先生是一名美容仪器的维修人员，他本以为这是一项比较轻松的工作，却没想到有一些仪器的操作者并不懂得正确的仪器操作和维护，从而造成仪器的过度损耗。看着很多新仪器被损耗，他意识到正确使用仪器首先要做好仪器的日常保养。

问题：美容仪器应该怎样做好日常维护呢？

学习内容

使用美容仪器是当下流行的高科技美容方式，其治疗效果显著，且在美容院的运营中起着越来越重要的作用。正确地使用美容仪器，做好仪器的维护和保养，才能让美容仪器更好地发挥功能、最大限度地延长使用寿命。

一、美容仪器日常维护

（一）美容仪器放置

（1）属于高精密电子产品类的美容仪器，在保管和放置时，不可置于潮湿、阳光直射、有易燃易爆物品的地方，严防跌落、撞击，以防止由于偶然机会造成的损坏。

(2) 环境卫生整洁,定期消毒,灭四害,保持墙壁、天花板、地板、窗帘、展示柜等室内设施设备无尘,无虫害等。

(3) 美容仪器表面保持干净,不用时用绒布或纱布进行遮盖,防止美容仪器因为灰尘集聚而导致按键失灵、堵塞等问题发生。如果仪器长时间不用,可以用防潮和防尘的袋子将美容仪器整体保护起来。

(4) 室内有适宜的温度(25℃左右)、湿度(55%～65%),有良好的通风换气设施,通风良好,空气清新。

(5) 采用电脑全自动芯片进行操作控制类的美容仪器,在仪器周边尽量不要用高频率的电器,如电卷棒、电吹风、微波美容仪器等,以免干扰美容仪器的正常操作使用。

(二) 美容仪器日常清洁

美容仪器的日常清洁不仅是卫生部门的强制要求,也是服务业的门面和底线。对于美容仪器来说,可以延长使用寿命。美容仪器的卫生要求如下。

(1) 定期彻底清洗擦拭仪器及用具(如暗疮针、剪刀、镊子等)。

(2) 每次使用仪器后,要随手擦拭机器与皮肤接触的部分,如超声波美容仪的声头、脉冲光美容仪的治疗手柄前端的蓝宝石晶体等,使用后一定要用酒精擦洗干净。使用之前需要再次消毒。

(3) 有些美容仪器需要特殊的日常维护,具体操作应根据仪器说明书进行,举例如下。

◆ 化蝶水氧系列美容仪器的日常保养:①水氧仪器在日常使用时,坚持每天做完最后一个顾客后,对仪器进行放气处理,避免长时间不放气而损害气泵,避免长时间形成水珠,气缸会因发生氧化反应而产生难闻的气体,还会伴有锈水侵蚀仪器硬件。②水氧笔的保养尤为重要,使用完仪器后,把水氧笔用蒸馏水或纯净水整体过滤一遍,仪器一般使用生理盐水,生理盐水在水氧笔上长时间不使用会结晶,这样很容易把水氧笔堵塞。

◆ 洗眉机、调Q激光美容仪、皮秒激光美容仪的日常保养:①每月定期换水。②清洁输出手具镜片。仪器在使用一段时间后,应定期检查镜片表面的洁净度。在治疗过程中,避免组织中的颗粒飞溅物溅入瞄准头的镜片,影响激光器的出光,极易造成激光光弱。此时可拧下聚焦镜片,用镜头纸或棉签蘸无水乙醇轻轻擦拭瞄准头的镜片。

◆ 超声刀的日常保养:①定期开机检查,检查要彻底、到位。每次检查时,需要在对应的亚克力板上测试能量是否合格,有问题应及时咨询专业维修人员。②每次为顾客治疗之后,必须清理治疗头,否则会损伤治疗头,从而影响治疗效果。③治疗头需轻拿轻放。在使用剩余次数约3000次时,及时联系购买更换新的治疗头,以免影响正常工作。④如果治疗头有漏液情况,及时联系售后服务人员维修。⑤更换治疗头时注意轻拿轻放,可有效降低故障率。

◆ 脉冲光美容仪类的日常保养:①每次连续工作不要超过2小时。②脉冲光美容仪的治疗头和滤波片一定要用无水乙醇和洁净棉签擦拭干净。③每次操作前,一定检查仪器是否加满水,至少每个月换一次水,尽量保证水质洁净。④确定手具托的稳定性,以防螺丝松动,手具摔坏。

◆ 点阵激光美容仪的日常保养:① 无水乙醇和洁净棉签(非医用棉签或其他日用棉签)擦拭点阵镜头。② 擦拭导光臂和屏幕。

二、美容仪器日常检测与记录

以激光美容仪为例,激光美容仪多数出光能量很高,误操作会造成严重的皮肤损伤或身体器官损伤,因此激光美容仪需要定期进行日常检测。具体检测内容可以参照仪器使用说明书,举例如下。

(一) 点阵激光美容仪日常检测

(1) 检查导光臂与仪器的接口是否衔接正常。
(2) 检查点阵激光美容仪的镜片是否擦拭干净。
(3) 打开仪器,在笔记本上做打点测试,观察是否有偏光、漏光和能量不均匀现象。

(二) 调Q激光美容仪日常维护

(1) 检查导光臂与仪器的接口是否衔接正常。
(2) 检查调Q激光美容仪的镜片是否擦拭干净。
(3) 打开仪器,在黑色相纸上做打点测试,观察是否有偏光、漏光、能量不均匀、能量衰减的现象。
(4) 调Q激光美容仪要经常换水,尽量选用水质比较好的纯净水。

(三) 脉冲光美容仪日常维护

(1) 仪器要经常换水,尽量选用水质比较好的纯净水或蒸馏水。
(2) 仪器手具要定时检查水循环是否良好。
(3) 检查手具滤波片是否洁净。
(4) 检查手具蓝宝石是否洁净。

 激光美容仪存在正常的能量损耗,所以,激光美容仪的检测需要以操作师的测试和经验为准,不得直接作用在顾客的脸上。

三、美容仪器拆卸与安装

美容仪器的拆卸与安装应严格遵循仪器说明书上的程序。有些美容仪器属于精密仪器,原则上不允许随便拆卸与安装,由于某些特殊原因需要暂时拆卸与安装时,需要遵循以下拆卸安装要求。

(一) 拆卸与安装前的准备工作

1. 拆卸与安装场地的选择与清理　拆卸与安装前应选择好工作地点,避免闲杂人员频繁出入,防止造成混乱。保持工作场地地面清洁。在机械设备进入拆卸地点之前应进行外部清洁,以保证安装后能够正常使用。

2. 保护措施拆卸前做好清洁工作　在清洁仪器外部之前,应预先切断电源,以免受潮损坏。对于易氧化、锈蚀等零件要及时采取相应的保护保养措施。

3. 拆卸前清除内容物　尽可能在拆卸前将仪器中的内容物取出,以利于拆卸工作的顺利进行。

4. 了解美容仪器的结构、性能和工作原理　为避免拆卸工作中的盲目性,确保修理工作的正常进行,在拆卸前应详细了解仪器各方面状况,熟悉仪器各部分以及零部件的结构特点和相互间的配合关系,以便合理安排拆卸步骤、选用适宜的拆卸工具。

(二) 拆卸时的注意事项

1. 对拆卸零件要做好核对工作或做好记号　为了保证在装配时恢复原有的装配位置和

方向,且匹配关系不变,需要对拆卸零件做好核对工作或者做好标记。美容仪器有许多组合的部件和零件,需要注意经过选配或重量平衡等,装配的位置和方向均不允许改变。拆卸时,有原记号的要核对,如果原记号已经错乱或者有不清晰者,应按原样重新标记,以便安装时对号入位,避免发生错乱。

2. 分类存放零件　同一组成或同一部件的零件应尽量放在一起,根据零件的大小与精密度分别存放,不应互换的零件要分组存放,怕脏、怕碰的精密零部件应单独拆卸与存放,怕油的橡胶件不应与带油的零件一起存放,易丢失的零件(如垫圈、螺母等)要用铁丝串在一起或放在专门的容器里,各种螺柱应装上螺母存放。

3. 保护拆卸零件　在拆卸的过程中,一定不要损伤拆卸下来的零件表面,否则将给修复工作带来麻烦,可能会因此而引起漏气、漏油、漏水等故障,导致仪器的技术性能降低。

(三)激光美容仪器拆卸与安装

激光美容仪器属于精密仪器,原则上不允许随便拆卸与安装,由于某些特殊原因需要暂时拆卸与安装时,需要遵循以下拆卸安装要求。

(1)拆卸时,只允许拆卸一些有组装结构的零件,如导光臂、手具、液晶屏、支杆等物件,并且拆卸下来的物件一定要用保鲜膜包好,防止灰尘进入,仪器的端口也同样需要用保鲜膜包好,防止接口端灰尘进入。

(2)安装时,安装的接口零部件需要安装牢固,不然会产生松动,导致漏水、偏光等现象。安装时,所有零件一定要上齐,做到不重、不漏。

(3)安装和拆卸时,一定注意先要放掉仪器里的水,以免造成仪器漏水。

四、美容仪器的使用管理

美容仪器的使用管理制度包括以下内容。

(1)实验室仪器设备的保管、维修及保养,必须有专人负责。

(2)实验室仪器设备必须登记造册,一式3份,如有增减应及时备注说明。

(3)各种大型及精密仪器应建立完整的档案,如购置日期、价值、产地、使用情况、计量鉴定证书、使用说明书、维修保管记录等。

(4)所有仪器必须由技术人员亲自操作,外部人员未经许可不得私自操作。

(5)技术人员必须熟悉操作规程,按章操作。对仪器的维护保养,须养成良好习惯,使用后的仪器、各种用具等必须及时清洁干净。

(6)仪器要防锈、防尘。电子仪器长时间处于储藏状态时,每月必须开机运行半小时以上,避免电子元件涂油因受潮而受损。大型及精密仪器必须配备防尘罩。

(7)各种仪器要求定期校验。大型仪器应让技术监督部门按时标定校核,保证仪器的精准度。

(8)仪器的正常损耗必须按手续申报,经核实后方准报损。对于陈旧设备属固定资产范围的,经有关部门验证后,方可办理报废手续。

任务评价

一、单选题

1. 在清洁仪器外部之前,应预先_____电源,以免受潮损坏。(　　)

A. 损坏　　　　B. 关闭　　　　C. 切断　　　　D. 打开
2. 电子仪器长时间处于储藏状态时,每月必须开机运行_____分钟以上,避免电子元件涂油因受潮而受损。(　　)
A. 15　　　　　B. 25　　　　　C. 30　　　　　D. 60

二、多选题

1. 对于_____等零件要及时采取相应的保护保养措施。(　　)
A. 易氧化　　　B. 易碎　　　　C. 易锈蚀　　　D. 易损耗　　　E. 易受潮
2. 仪器拆卸时需要注意什么?(　　)
A. 对拆卸零件要做好核对工作或做好记号
B. 检查零件是否正常
C. 分类存放零件
D. 保护拆卸零件
E. 直接存放零件

三、思考题

1. 如何判断房间环境是否适合存放美容仪器?
2. 激光美容仪器的正确清洁方式是什么?

(杨国峰)

任务三　美容仪器应用与产品搭配

学习目标

1. 了解仪器功能原理与产品性状匹配要求。
2. 能够掌握仪器的作用原理,选择与仪器匹配且适用皮肤类型的产品。
3. 产品取量适中,避免造成不必要的浪费或用量不足影响仪器使用效果。

情景导入

小陈在一家美容公司担任美导,她不仅熟悉光电类仪器操作,每次参与店家活动时,都能根据仪器的项目,为顾客搭配合适产品,并耐心指导,让店家和顾客认识到仪器+合适产品会收到更好的效果。

问题:常见的美容仪器(清洁、导入导出、嫩肤、提拉紧致),应怎样选择产品与仪器匹配呢?

学习内容

一、美容仪器应用与产品搭配原则

根据仪器的作用原理(声波、负压、射频、光子、激光)、顾客皮肤类型,选择适合仪器类型使用的不同性状(乳液、啫喱、油等),且含有保湿、调理、修复、控油、抗衰等解决皮肤问题的有效成分的产品。

(一)负压清洁、导入类美容仪产品搭配

选择质地轻薄(油脂含量少)的精华液类性状产品,避免产品黏附于仪器管道,影响清洁和导入的效果。如针对干性皮肤选择含有保湿的成分;油性皮肤选择含有平衡油脂的成分;灰暗性皮肤选择含有提亮的成分;敏感皮肤选择含有舒缓抗敏的成分。使用方法:配合负压清洁、导入类美容仪器同步操作。

(二)光电类仪器产品搭配

1. *面部光电类仪器产品搭配* 产品使用兼有减少仪器极头与皮肤之间的摩擦力,起到润滑的作用。应选择质地稠厚的精华液类或凝胶类产品并含有解决皮肤问题和具有修复作用的成分。针对松弛皮肤选择抗衰成分。针对毛孔粗大皮肤选择收缩毛孔的成分。针对肤色不均选择美白成分。针对敏感选择修复抗敏性成分。使用方法,可配合仪器使用及护后修复使用。

2. *身体光电类仪器产品搭配* 身体皮肤较面部皮肤粗糙,选择含有油脂成分较多的产品,其润滑作用较好。针对仪器功能原理可选择质地稠厚的精华类或乳液类或油类或啫喱类。针对塑身选择燃脂、紧致类的成分。针对疏通经络选择活血化瘀类的成分。使用方法,配合仪器操作及护后使用。

二、美容仪器应用与产品搭配举例

(一)清洁类仪器与产品搭配

清洁类仪器应用与产品搭配见表1-3-1。

表1-3-1 清洁类仪器应用与产品搭配使用

仪器类型	产品搭配	使用方法
负压清洁美容仪	高保湿营养液 亮肤营养液 紧致营养液 调理营养液	配合负压清洁美容仪使用,与纯净水1∶3或者1∶5比例进行配比
注氧美容仪	去角质营养液 补水营养液 锁水、抗衰、滋养营养液 祛斑、美白营养液 抗衰、修复、重塑胶原营养液 祛痘、控油营养液	1. 配合注氧美容仪:营养液和纯净水1∶3或者1∶5比例进行配比 2. 炎症阶段:根据皮肤炎症反应1∶3或者1∶5比例配比氯化钠

(二)导入类仪器应用与产品搭配

导入类仪器应用与产品搭配见表1-3-2。

表1-3-2 导入类仪器应用与产品搭配使用

仪器类型	产品搭配	使 用 方 法
导入美容仪	抗衰补水营养液	2次/日,早晚使用

(三)光电类仪器应用与产品搭配

光电类仪器应用与产品搭配见表1-3-3。

表1-3-3 光电类仪器应用与产品搭配使用

仪器类型	产品搭配	使 用 方 法
光电类仪器	淡斑精华液 修复精华液 消炎精华液	1. 光疗等微创术后8小时内,15分钟涂抹1次 2. 光疗等微创术后8至72小时,1~2小时涂抹1次 3. 光疗等微创术后72小时至痂皮脱落,4小时涂抹1次 4. 日常保养:2次/日,早晚使用
	祛痘精华液	1. 光疗等微创术后前3天:局部涂抹2~6次/日,建议涂抹完毕后使用微科修复1号 2. 光疗等微创术后3~7天:2~4次/日 3. 日常保养:2次/日,早晚用
	抗衰精华液	1. 光疗等微创术后前3天:局部涂抹4~8次/日 2. 光疗等微创术后3~7天:2~4次/日 3. 日常保养:2次/日,早晚用
	修复面膜	1. 光疗等微创术后:炎症敏感皮肤直接敷于创面,舒缓镇静,修复补水,1~2贴/日。贴于面部15~20分钟后揭下无须清洗,可直接进行后续修复 2. 日常:日常2~3贴/周,修复补水,镇静抚敏,调理皮肤,恢复皮肤弹性。贴于面部15~20分钟后揭下无须清洗,可直接进行后续保养和修复。洗脸后用化妆水轻拍皮肤后或光疗等微创术后,打开产品包装,取出面膜以眼睛为中心均匀地贴在脸上。15~20分钟后取下面膜贴,涂抹修复产品即可
	防晒霜	1. 光疗等微创术后出现结痂即可使用,取适量防晒霜用手掌或手指均匀地轻轻拍打面部(光疗微创术后涂抹完修复产品后即可使用;过敏、激素修复等直接用于皮肤防晒遮瑕) 2. (非光疗术后)使用相应护肤产品后,取适量防晒霜用手掌或手指均匀地轻轻拍打面部 3. 易出油、脱妆肤质:2次/日

(四)调理类仪器应用与产品搭配

调理类仪器应用与产品搭配见表1-3-4。

表 1-3-4 调理类仪器应用与产品搭配使用

仪器类型	产品搭配	使 用 方 法
调理类仪器	纤体精华蜜	纤体操作前,在操作部位涂抹,起到润滑、传导光热的作用
	纤体精华液	在纤体操作到临床终点后,在操作部位涂抹纤体液,促进多种中药成分吸收,促进皮下脂肪分解
	纤体渗透膜	纤体项目操作完毕后,将纤体渗透膜用常温矿泉水/温水调成膏状,涂抹在操作部位,敷保鲜膜,敷30分钟即可温水洗掉
	经络精华蜜	操作前,在操作部位涂抹经络精华蜜,起到润滑、传导光热的作用
	经络精华液	在纤体操作到终点后,在操作部位涂抹经络液,促进多种中药成分吸收,促进皮下脂肪分解
	经络渗透膜	项目操作完毕后,将渗透膜用常温矿泉水/温水调成膏状,涂抹在操作部位,敷保鲜膜,敷30分钟即可温水洗掉
	养生理疗精华蜜	配合电子养生理疗仪使用,操作前涂抹至项目操作部位,起到润滑和热量传导作用

任务评价

一、思考题

1. 负压清洁美容仪适宜搭配的产品性状及成分有哪些?如果搭配油脂成分高的产品可否?为什么?
2. 光电类仪器应用后搭配的产品中主要成分起到什么作用?

二、判断题

1. 嫩肤、提拉紧致型的美容仪,最好是搭配有补水、补充胶原蛋白、抗皱、修复等功能的护肤品一起用。( )
2. 清洁型的美容仪,就搭配适合皮肤类型的洗面奶一起做洁面。( )

(辛巧霞)

单元二

皮肤美容仪器

任务一　皮肤检测仪应用

学习目标

1. 了解皮肤检测仪的原理。
2. 掌握皮肤检测仪的特性及美容应用范围。
3. 能够独立完成皮肤检测仪的规范操作,对检测结果进行分析判断。
4. 遵守职业道德,注重操作细节,体现耐心、细心、体贴周到的服务。

情景导入

护士小美从毕业后就一直在一家美容机构工作,她见证了很多有不同程度皮肤问题的女孩子变回了正常的健康肌肤,她深感光电美容的高效与优越性。小美发现,皮肤问题的正确诊断是帮助顾客解决求美需求的第一步,美容医师常常会借助皮肤检测仪给顾客做皮肤检测,辅助诊断皮肤问题。

问题:皮肤检测仪是通过什么原理来实现检测功能的? 可以检测哪些皮肤问题?

学习内容

一、基本构造与原理

(一) 基本构造

皮肤检测仪是皮肤美容机构咨询医师常用的协助诊断、顾客档案资料存储的仪器。通过电脑系统对面部图像的分析,捕捉面部毛孔、水分、色素、纹理、弹性、敏感度的细微变化,发现皮肤底层隐形问题。

三光谱皮肤检测仪使用固定位置,在相机镜头前放置偏振光滤色镜片,采用程式控制换片系统来获得高质量无损"白光+紫外光+偏振光"三组影像画面,比普通皮肤检测仪获取的色彩还原度及画质更加高清。独有的偏振光不仅可以检测已经暴露在肌肤表面的问题,还能够通过定量分析,将隐藏在皮肤基底层的问题直观地展示在顾客面前,能够有充分的时间采取措施将这些问题控制在萌芽状态。

(二) 检测原理

如图 2-1-1 所示皮肤检测仪配置专业检测软件,可以帮助顾客直观、快速地了解自己皮肤的健康状况。皮肤检测仪采用目前世界上最先进的皮肤检测与图像分析系统。它是运用白光和紫外光光谱成像技术,可以测出斑点、毛孔、皱纹、色素、紫外线或日照等对皮肤造成不同程度的损害,直观地将皮肤损伤情况呈现在顾客面前,可以有针对性地给出处理方案,以解决皮肤问题。

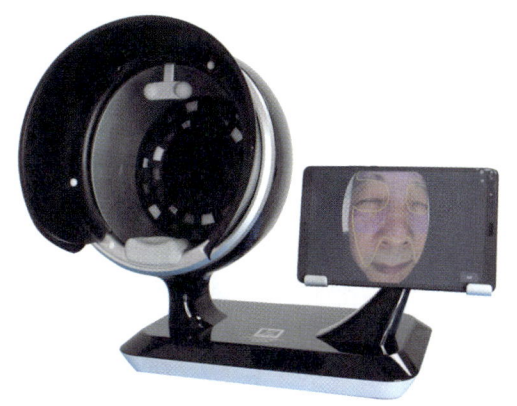

皮肤检测仪 VR

▲ 图 2-1-1 皮肤检测仪

二、美容应用范围

(一) 检测范围

1. **白光色斑** 可展示皮肤肉眼可见斑的大小、形状、数量、分布。
2. **白光毛孔** 分析皮肤的毛孔粗细程度、数量、分布,对毛孔的个数可以精确显示。
3. **白光粗糙度** 通过传感器分析皮肤的含水量,用白区、绿区、黄区、红区分别代表皮肤不同程度的粗糙度。
4. **白光皱纹** 展示细条形和小点状不同程度的皱纹状况。
5. **紫外光粉刺** 显示皮肤该部位粉刺发生概率的大小,以及目前皮肤粉刺的数量。
6. **紫外光色斑** 可显示深层色斑。

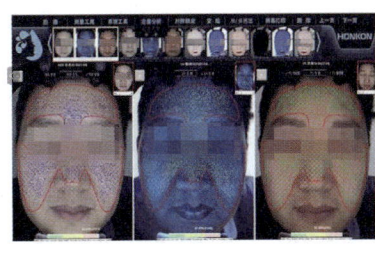

可对皮肤色斑、毛孔、皱纹、粗糙度、敏感度、粉刺量定量评估分析

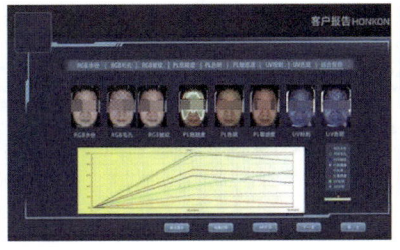

与同龄、同性别、同皮肤类型的人群进行皮肤分析情况排名

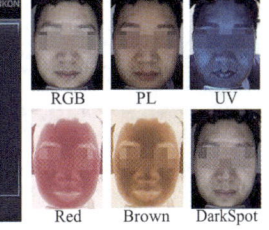

RGB/UV/PL/Red/Brown/DarkSpot (RBD)6种光谱设计可以准确直观分析脸部皮肤色斑、血管状况、粉刺、毛孔、肌肤含水量、皱纹、粗糙度等

▲ 图 2-1-2 皮肤检测仪的检测范围

(二) 特性

1. **皮肤特征定量分析** 对色素沉着点、毛孔、肤色均匀度、皱纹、紫外光反光点进行检测

分析。

2. 针对皮肤条件进行分组　针对相同年龄、其他个人的皮肤类型,与顾客的皮肤特征进行比较。

3. 循环面部摄影　保证在规范的照明下,图像在次点与内置确定位置之间能循环摄影。

4. 多光谱成像　使用标准和紫外光摄影记录,测量浅表层和较深层皮肤状态。

5. 定性报告　为顾客提供更加容易理解的定性分析报告,包括解决皮肤病变的建议。

6. 拥有三光谱医学成像软件　可以反映图像之外的更多问题。

7. 操作记录　在保存顾客数据和处理计划的前期,提高更加有效的处理建议。

8. 小型放大镜工具　针对特定部位,拉近镜头,放大图像,进行选择性测试。

9. 多种数据库选择　按照顾客的需要,为操作人员进行研究提供相关资料。

10. 图像输出　轻松图像传送,提供更多使用和表达时所需要的数据和资料。

11. 使用便捷的接口　独有的感应接口,使操作人员的操作更加方便迅速。

三、规范操作程序

(一) 物品准备

(1) 顾客咨询问诊单。

(2) 美妆镜。

(3) 顾客档案文件。

皮肤检测仪
操作视频

(二) 顾客准备

卸妆,并做好面部清洁。

(三) 仪器操作流程及操作要领

(1) 开机。进入操作界面,录入顾客姓名、性别、年龄、手机号等信息,保存。

(2) 获取图像。在紫外线下拍摄图像,获取图像数据。

(3) 检测区域定位。自动定位/手动定位,尽可能覆盖全面部。

(4) 定量分析。在定位区域分析测试皮肤状况,出具皮肤状况诊断和评估。

(5) 皮肤分析。对顾客进行皮肤问题分析咨询,如毛孔的健康和过量的皮脂、炎性痤疮和深层炎症、皮肤水分、紫外线损害及皱纹长度等。

(6) 制定相应项目疗程,推荐皮肤保养护理建议。

(7) 详细记录和管理顾客信息。

四、使用注意事项

(1) 顾客端坐后,首先根据坐高调节桌的高度,将下颌摆放在托架上,找到舒适的支撑点。前额略向前倾,紧靠上部的固定支架,使拍摄的图片清晰。

(2) 顾客先闭眼睛,再开始拍照,避免伤害眼睛。

(3) 拍摄完成前顾客头不能移动,避免成像失败而无法进行测试分析。当出现"保存中"字样时顾客才可离开。

(4) 待电脑分析完毕后,咨询师对顾客皮肤检测结果进行具体分析和提出处理建议。

任务评价

任务评价详见表 2-1-1。

表 2-1-1　皮肤检测仪操作考核内容

序号	步骤	要点	分值	得分
1	物品准备	使用产品用量、用具型号规格和数量正确,摆放整齐、规范、美观便于拿取使用	10	
2	仪器准备	检查仪器配件、电源、管线、界面、配件消毒等情况	10	
3	顾客准备	迎接顾客、引导顾客、顾客皮肤清洁操作规范	15	
4	操作准备	沟通操作事项,打开仪器,进入界面,选择系统,录入顾客信息并保存	10	
5	皮肤检测	顾客坐位拍照、获取图像数据、区域定位	25	
6	皮肤分析	分析测试皮肤毛孔的健康和过量的皮脂、炎性痤疮和深层炎症、皮肤水分、紫外线损害等情况,提出护理建议	30	
	合计		100	

（王　琴　郭文俊）

任务二　负压清洁美容仪应用

学习目标

1. 了解负压清洁美容仪的原理及操作规范。
2. 掌握负压清洁美容仪的美容应用范围。
3. 能根据不同皮肤问题进行负压清洁操作,在操作过程中耐心解答顾客提问、关心顾客感受。

情景导入

王女士是一位有较强皮肤保养意识的人,在浏览一些护肤文章的时候,她多次看到负压清洁美容仪在解决皮肤暗沉、黑头、白头方面备受美容师推荐。由于自身也有此类皮肤问题,王女士对负压清洁美容仪产生了浓厚的兴趣。

问题:负压清洁美容仪是如何解决皮肤干燥、暗沉问题的? 负压清洁美容仪还有哪些美容作用?

学习内容

一、基本构造与原理

(一) 基本构造

负压清洁美容仪(图2-2-1)是通过真空负压,由气泡发生器产生的气泡和营养液相结合,通过治疗手具作用于皮肤,具有深层清洁油脂、灰尘杂物,同时使毛孔充满营养物质,为皮肤提供营养。除小气泡手具外,负压清洁美容仪还有超声波手具、射频手具、微波理疗手具(图2-2-2),有着广泛的皮肤保养美容的应用。

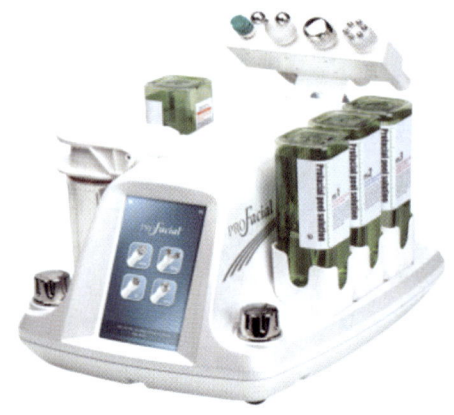

▲ 图2-2-1 超微负压清洁美容仪

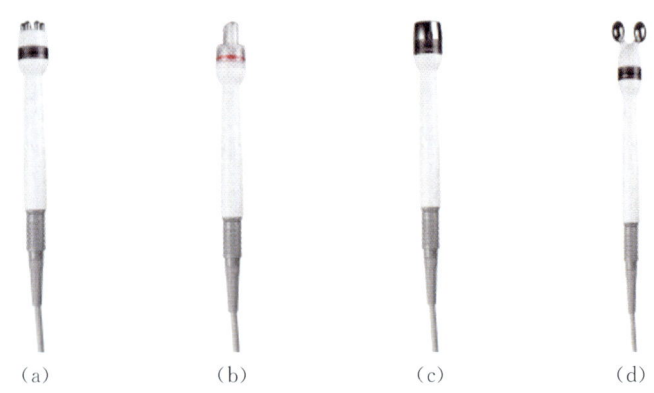

▲ 图2-2-2 负压清洁美容仪的4把手具

(a)射频手具;(b)小气泡手具;(c)超声波手具;(d)微波理疗手具

1. **射频手具** 可均匀加热皮肤,使真皮温度达60~65℃,皮肤收紧提升,重塑胶原形态,促进保养品营养成分的渗透吸收。
2. **小气泡手具** 释放超微负压气泡进入毛孔,气泡在毛孔中爆裂,带走毛孔内垃圾,祛除皮肤表面多余角质,深层清洁毛孔。

3. **超声波手具** 通过高频超声波振动,促进营养液渗透吸收,增强细胞活性。

4. **微波理疗** 负离子净化血液,活化细胞,增强皮肤抵抗力,协助调整自主神经。直接补充养分进入细胞,平衡细胞,活跃细胞,加速肌肤自身锁水能力、蛋白质合成能力及弹性纤维和胶原的恢复愈合能力。

(二) 仪器原理

超微负压清洁美容仪通过气泡能量发生装置,利用每秒钟 299 000 次高频磁波振荡分子对撞原理,仿效瀑布高速撞击水面,产生水分子爆裂,形成具有纳米化的细微高含氧水分子,即超微负压清洁,如图 2-2-3 所示。由于经过纳米化,负离子、水分子因此得以迅速渗透肌肤毛细孔,除去全身老废角质,对深层进行清洁。

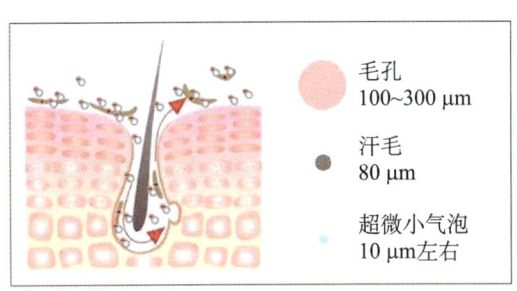 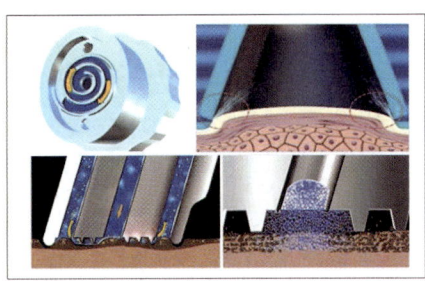

▲ 图 2-2-3 超微负压美容仪工作原理

如果将超微负压清洁美容仪和营养液充分结合,通过螺旋形吸头的吸附作用深层清洁毛囊漏斗部,准确祛除老化角质细胞和皮脂,清除毛囊漏斗部的各种杂质、螨虫及油脂残留物;同时,使毛囊漏斗部充满营养物质,为皮肤提供营养,使皮肤润泽、细腻、红润,改善皮肤干燥、脱屑、晦暗、苍白、粗糙等问题。

二、美容作用

1. **清除肌肤深层污垢** 超微负压清洁美容仪在没有疼痛的状态下,能深层洁面、祛除老化角质细胞、祛除皮脂,彻底肃清毛囊漏斗部的各种杂质、螨虫及油脂残留物。

2. **促进微循环** 能增加肌肤毛细血管的含氧量,促进肌肤血液循环;同时,微负压清洁中释放的活性氧能给予肌肤抗自由基功效,由此抑制肌肤的老化。

3. **深层养护肌肤** 通过疏通毛孔,让营养液能直接达到肌肤深层,帮助肌肤恢复水润弹性。

三、规范操作步骤及要领

1. **先用小气泡手具操作** 由中间向两侧快速滑动,请勿停留过久。敏感肌肤采用平面和漩涡吸头,毛孔粗大处和面部 T 区用磨砂面吸头。

2. **超声波导入** 促进产品深入皮下组织,改善微循环,活肤焕颜,使渗入皮肤深层加速吸收。

3. **通过射频打开毛孔和面部提升** 定位组织加热,打开毛孔,促进皮下胶原纤维收缩、拉紧,缓解皱纹;同时产生新的胶原蛋白,让皮肤更加紧致。

4. 微波理疗　通过负离子活化细胞,增强皮肤抵抗力。

四、使用注意事项

(1) 使用气泡笔清洁皮肤时不要用力按压;皮肤营养液流量不要过大,避免浪费。角质层过薄人群、皮肤有破损人群和传染性皮肤病人群禁止使用。

(2) 仪器的手具轻拿轻放,请保持手具头干净整洁。

(3) 保持仪器工作环境的干净整洁,工作温度不能高于45℃。

(4) 开机时请勿触碰屏幕,直到主机开机完毕,进入主操作界面。

(5) 如果废液瓶液面超出规定仪器会报警,需先清除废液瓶中的废液,重新安装固定,方可继续工作。

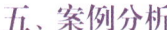

小气泡美容仪
操作视频

五、案例分析

案例:李女士,额头、鼻子毛孔粗大,肤色暗黄没有光泽。李女士需要进行毛孔收细、肤色暗黄的调理。

解决方案:先用气泡笔对额头和鼻翼部位进行多余角质的净除,同时将毛孔的污垢垃圾吸出,并给皮肤注入相应的营养液。再用微波理疗进行细胞活化,最后用超声导入补水、锁水的产品。

使用超微负压清洁美容仪处理皮肤问题前后出现的变化如图2-2-4所示。

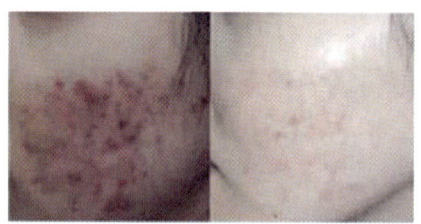

(a) 皮肤问题处理对比

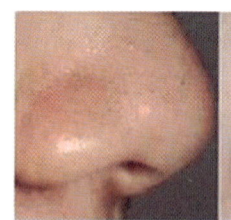

(b) 祛除黑头前后对比

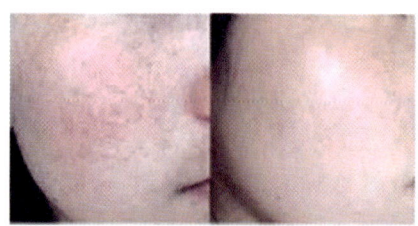

(c) 改善肤质前后对比

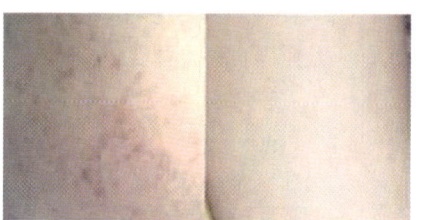

(d) 清洁护理前后对比

▲ 图2-2-4　超微负压清洁美容仪使用前后对比

任务评价

一、单选题

1. 超微负压美容仪有_____、超声波头、射频、微波理疗4把手具。(　　)

　　A. 气泡笔　　　　　　　　　　　B. 导入头
　　C. 皮肤铲　　　　　　　　　　　D. 微针

2. 超微负压美容仪的工作温度不能高于_____℃。（ ）
   A．50　　　　　　B．40　　　　　　C．35　　　　　　D．45
3. 超微负压美容仪的禁忌人群有_____皮肤有破损的人群、传染性皮肤病人群。（ ）
   A．角质层过厚的人　　　　　　　　B．角质层过薄的人
   C．痤疮皮肤人群　　　　　　　　　D．皮肤暗黄人群
4. 超微负压美容仪操作时敏感肌肤采用平面和_____手具。（ ）
   A．曲面　　　　　　B．射频　　　　　C．磨砂面　　　　D．漩涡
5. 超微负压美容仪操作时毛孔粗大处和面部T区用_____手具。（ ）
   A．曲面　　　　　　B．射频　　　　　C．磨砂面　　　　D．漩涡

二、思考题
1. 负压清洁美容仪的作用原理是什么？
2. 负压清洁美容仪都适用于哪些问题皮肤？
3. 负压清洁美容仪有哪几种手具？

（王　琴）

任务三　注氧美容仪应用

学习目标

1. 掌握注氧美容仪的原理及操作规范。
2. 能独立完成注氧美容仪操作。
3. 观察记录不同肤质在使用注氧美容仪时产生的反应和效果。
4. 具有良好的安全意识和责任意识，关心顾客，操作中注意询问顾客感受。

情景导入

近期小张由于工作压力较大，脸上长了很多痘痘，非常影响美观，对工作和生活都造成了一定的困扰。在去医院治疗的时候，小张发现每次治疗医生都会先用注氧美容仪冲洗痘痘的部位，冲完后发现皮肤比较亮白、清爽，配合应用脉冲光后脸上痘痘的问题也很快解决了。

问题：注氧美容仪对痘痘肌肤的治疗原理是什么？为什么在脉冲光治疗前，医生会用注氧美容仪清洁痘痘的位置？

学习内容

一、基本原理

很多皮肤问题都是由皮肤缺水造成的,皮肤缺水是肤质变差的根本原因,如图 2-3-1 所示。如图 2-3-2 所示的注氧美容仪是将洁净的压缩空气和营养液充分混合,以 230 m/s 的最大速度喷射 50~80 μm 的水汽混合颗粒,由表皮直至渗透到真皮层,彻底清洁毛囊和皮脂腺的共同开口,达到深层清洁皮肤,对清除皮肤过敏原和皮脂螨、毛囊螨有良好的效果。注氧美容仪的物理按摩作用完全可替代手工皮肤护理,在肌肤深层清洁焕氧动能的同时,完成肌肤对保养品营养成分的快速吸收,使皮肤紧致提升,对皮肤因光老化、化妆品侵害造成的皮脂膜损伤或角质层粗糙,以及皮肤暗黄、脱屑、敏感等方面的改善效果尤为明显。一般通过面部清洁的 1 个疗程 3 到 6 次治疗,能够快速实现皮肤光滑细腻、富有光泽、肌肤年轻化。

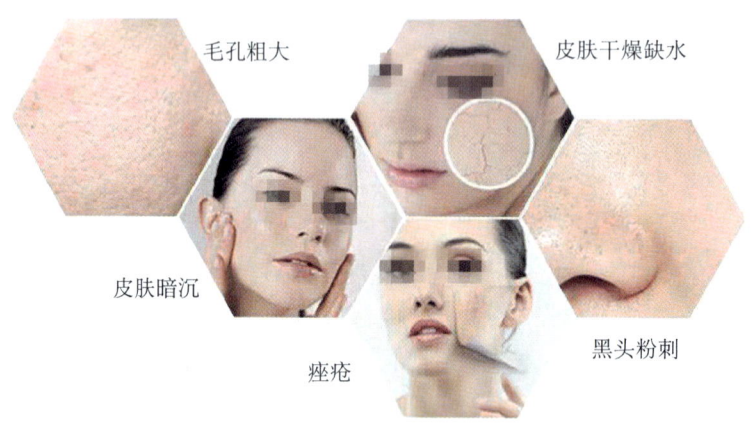

▲ 图 2-3-1 皮肤缺水的表现

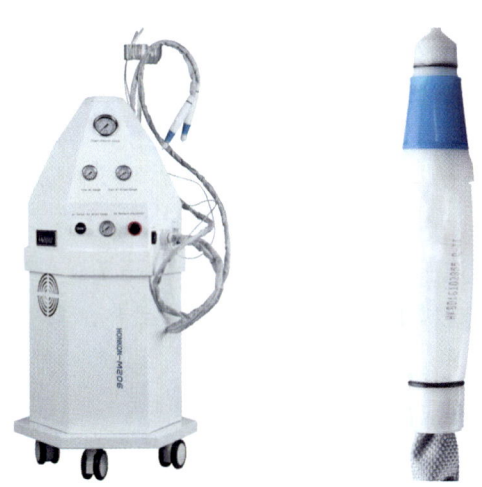

注氧美容仪 VR

▲ 图 2-3-2 注氧美容仪

二、美容应用范围

1. 美容应用范围
(1) 处理痤疮、毛囊炎,清除皮脂螨及过敏原。
(2) 改善皮肤暗黄,实现皮肤美白,改善肤质。
(3) 皮肤深层清洁,同时为皮肤补水、补养、补氧。
(4) 用于剥脱性皮肤重建、非剥脱性皮肤重建的术前备皮和术后护理。

2. 七大功效
(1) 清除面部污垢,均匀肤色。
(2) 平衡干性、油性肌肤,肌肤保湿可长达24小时。
(3) 为肌肤提供充足的氧气,增加细胞活性,改善皮肤灰暗状况,让肌肤红润通透,延缓肌肤的衰老。
(4) 促进新陈代谢,使毒素及废物容易排出体外。
(5) 提高皮肤含氧量,有助杀菌、抑菌,预防暗疮,调理皮脂腺分泌,减轻面部粉刺。
(6) 淡化年龄斑,改善细纹,使肌肤细嫩平滑。
(7) 修复受损肌肤,减少因过度磨皮及其他刺激性疗程后的泛红现象,重组健康细胞,提高肌肤对营养液的吸收功能。

三、注氧美容仪规范操作程序

注氧美容仪
操作视频

(一) 物品准备
生理盐水、一次性手套、口罩、脱脂棉。

(二) 顾客准备
(1) 术前拍照片及视频,留存建档(正面1张+侧面2张)。
(2) 顾客平躺。

(三) 仪器操作步骤及要领
1. 操作前 咨询→观察→建立治疗档案→清洁→配比营养液→调试仪器→手笔的测试→压力调节→戴眼罩→保护耳朵→戴手套、消毒。

(1) 咨询。操作前与顾客进行充分的沟通,以询问为主,了解顾客皮肤问题及产生时间。例如,曾接受过哪些治疗,治疗过程中皮肤的反应,是否有过敏史,现在居家护理使用什么性质的化妆品,什么品牌,使用效果如何,目前是否在美容院接受美容护理,对现在注氧美容仪治疗的期望效果,等等。根据顾客对以上问题的回答,掌握顾客的皮肤状态和心理,确保仪器应用达到最佳效果和顾客的心理需求。

(2) 观察。根据顾客诉说的不同状况,仔细观察皮肤性质以及皮肤问题的分布、程度和特性。边观察边介绍注氧美容与其他美容方式的优劣对比。

(3) 建立档案。在为顾客做完相关咨询及观察后,把顾客的相关情况详细填写在顾客档案表内,确保档案的每一项都填写完整,请顾客亲自确认后签字。这样便于后期的跟踪处理,力争达到最佳效果。

(4) 清洁。操作者消毒双手,根据皮肤性质选择适当的洗面奶,清洁治疗部位。

(5) 配比营养液。根据不同的皮肤问题,使用注氧专用营养液与水氧美容基础液。配比方法:使用一次性小剂量针管抽取 2 mL 营养液,注射到 100 mL 的美容基础液内,并充分摇匀。注意无菌操作。

(6) 调试仪器。

◆ 打开氧气控制系统。

◆ 打开电源开关,检查各仪表工作是否正常。

◆ 选择气源,用氧气时把"气源转换阀"按钮拉出;如果氧气用完时,把"气源转换阀"按下。

◆ 调节气压时,把"气压调节阀"按钮拉出,左边的"输出气压调节表"显示调节的数值,建议从低开始调节,调节范围为 0.2~0.5 MPa。

(7) 手笔测试。

◆ 从支架上取下手笔,打开手笔笔帽和水流调节阀。用手堵住手笔笔孔,同时踩下脚踏开关,往美容基础液瓶里充气,操作者能看到水和氧气充分结合、顺水系统自然流下即可。注意不要充气太多,以免瓶内压力过大,使基础液泄漏,损坏手笔。

◆ 松开脚踏开关和堵住手笔笔孔的手,这时可正常操作。将笔对准操作者手臂,同时踩下脚踏开关,可看到有细细的水柱被压力冲出,表明仪器运转正常。

(8) 压力调节。开始操作时,选择输出压力为 0.2 MPa。根据不同顾客的皮肤状况及其感受,可随时在操作过程中向左、向右旋转"气压调节阀"按钮调节气压,可以以 0.1 MPa 的间隔增加或减少,以保证气压的平稳过渡,当调到 0.6 MPa 时就可以了。

(9) 戴眼罩。由于水流压力较大,为了有效地保护眼睛,在操作中需要为顾客佩戴眼罩。

(10) 保护耳朵。为了防止水流到耳朵和避免噪声,操作前应用软棉塞堵住顾客耳朵。

(11) 戴手套及消毒。为了防止在操作中交叉感染,操作者应在操作前佩戴一次性橡胶手套,并在操作前对手笔和双手进行消毒。

2. 操作中　开始操作→手法要领→观察→询问。

(1) 开始操作。以面部为例,由下向上、由内向外逆着毛孔的生长方向行走,调整姿势→额头→面颊→下眼睑→鼻→鼻唇沟部分→下颌(做面部提升是相反的操作流程)。然后,左手拿面巾纸,右手以握笔姿势将手笔靠近操作部位,踩下脚踏开关开始操作。

◆ 操作时自额头开始操作,右手持笔,与皮肤呈 45°倾斜操作,左手使用面巾纸擦拭不断流下面部的水珠(规范动作的沾、拭,无须整体擦拭操作部位)。

◆ 操作手笔与皮肤最好保持 0.3~0.5 cm 的距离。若是用于敏感皮肤和敏感部位,则须保持 5~10 cm 的距离。可根据敏感(红斑)程度调节距离。

◆ 操作时根据皮肤的反应,通过手笔与皮肤的距离、角度、速度和气体输出压力调节阀来调节压力强弱进行操作。

◆ 在操作到额头时,在有抬头纹的地方应使用强压力刺激皱纹皮肤,激活表皮,刺激胶原纤维和弹性纤维的再生,以表皮刺激微红为准。

◆ 对于痤疮表皮化脓的情况,采用手笔随毛孔方向和痤疮角度,采用 45°清除化脓痤疮,以出鲜血为准。如痤疮未化脓而以红痘形式出现,则采用手笔喷出的强气压和微小水柱在红痘周围绕 5 圈左右,3~5 天后即可自动消除。

◆ 在做面部收紧和提升时,操作顺序为下颌→面颊→鼻→眼睑→额头。使用左手上提皮肤,右手操作手笔,尤其在鼻唇沟部位和外眼角部位重点采用 45°反复移动。

◆ 在操作到下眼睑部位时,可针对改善黑眼圈、眼袋,操作手笔距皮肤 5～10 cm 进行操作。此部位敏感,压力过大会造成表皮损伤。

◆ 在操作到鼻子部位时,由于这个部位油脂分泌旺盛,毛孔易堵塞形成白头、黑头,此时手笔需要与皮肤保持 45°,可以更直接有效地将白头、黑头、油脂等清洁干净。未清除的部分黑头在 3 天左右会随新陈代谢排出表皮。

◆ 在操作中注意左手使用面巾纸随时擦拭水滴,防止水滴进入鼻孔和口腔内,给顾客带来不适。

◆ 在操作到下颌部位时,可将手笔与皮肤拉近,加强作用在皮肤上的压力。下颌部位皮肤一般较晦暗、角质层厚,强压可确保达到最佳效果。

◆ 整体面部操作约需 20 分钟,痤疮性皮肤需根据具体病情而定。

(2) 操作手法要领。主要为执笔式。右手执笔,左手拿一小块吸水绵,放在距离手笔操作约 2 cm 的部位,防止手笔喷出的液体流入顾客颈部、口腔中。随着皮肤纹理缓慢移动,可根据皮肤状态随时调节笔距。仅做皮肤护理或皱纹时应距 5～10 mm,做专业处理时为 3～5 mm 的距离。有痘处绕着圈移动,由外向内提供压力。对黑头、痣处倾斜 45°提供侧压力。做皱纹时顺着走向来回移动,做黑头时应顺着毛孔的朝向移动。

(3) 观察。一边操作一边观察,正常反应是面部没什么不适的感觉。有痘处可见白头被冲出,少量组织液渗出;黑头可见浮出;做色斑时保障色斑发白即可。

(4) 询问。除观察外,还要详细询问顾客的感觉(例如,现在什么感觉?痛吗?),因为光靠观察是不能准确了解参数及笔距是否适合,勤问顾客的感受再结合观察到的皮肤变化,才能确认参数及笔距是否达到最佳效果。皮肤发生的变化包括暗疮缩小、黑头浮出毛孔外、毛孔缩小、皮肤变白等。

3. 操作后

(1) 操作完毕,给顾客摘下眼罩及耳塞,且松开脚踏开关,将探头撤离操作部位。

(2) 关闭氧气罐的总开关,然后踩下脚踏开关,放出气管中残留的气体(方便拔取导气管)。

(3) 关闭左侧的船形开关,将气压调节阀按下。然后,拔下电源线插头,切断总电源,并将脚踏开关取下。

(4) 按下各气管接口处的蓝色部位,将其向内部推动约 2 mm,然后将气管向外拔出,并保存在合适的位置。此时操作结束。

(5) 做好操作记录,将顾客所用压力及笔距、操作中反应和顾客的咨询内容记录下来。

(6) 操作后顾客的皮肤明显变白,毛孔缩细,黑头清出,暗疮缩小,手感光滑,整个面部细腻有光泽,皮肤紧实,面部提升。

四、使用注意事项

(1) 当接通氧气罐后方可打开氧气罐的开关,以防氧气大量泄漏而发生危险。要注意防火,严禁吸烟。使用完毕应及时关闭氧气罐开关。

(2) 营养液瓶中的气体不能充入太多,以免发生危险。充气时瓶里冒出气泡,视为气体已充进。

(3) 营养液配比时基础液里只能添加一种美容因子,不能多种混合。禁止使用其他液体,以免堵塞手笔笔孔。

（4）操作时给顾客戴好防护眼罩，用耳塞塞住耳朵。做鼻部和口周时注意操作手法，以免让顾客感觉不适。

（5）操作者在操作前需消毒双手。

（6）氧气、自制气体双向选择时，要注意气源转换阀调节正确。

（7）操作前需检查手笔。操作时把笔帽打开，并检查氧气和液体的输送管道是否畅通。

（8）手笔不能对准眼球，以免发生误伤及不良反应。

（9）调节压力应从 0.2 MPa 调至 0.5 MPa，保证气压的平稳过渡。

（10）不能长时间在同一个部位操作，特别是正常皮肤处，以免发生皮肤损伤。病变情况除外，可作具体处理。

（11）操作时须选用专用水氧营养液。

（12）对于暗疮坑、皱纹、瘢痕者，都需要打出微渗血，必须配合后期处理。

（13）操作前须询问顾客面部是否做过什么营养物质填充，做过填充的部位压力不宜太大，以免破坏面部填充物。

五、案例对比

注氧美容仪使用前后出现的变化如图 2-3-3 所示。

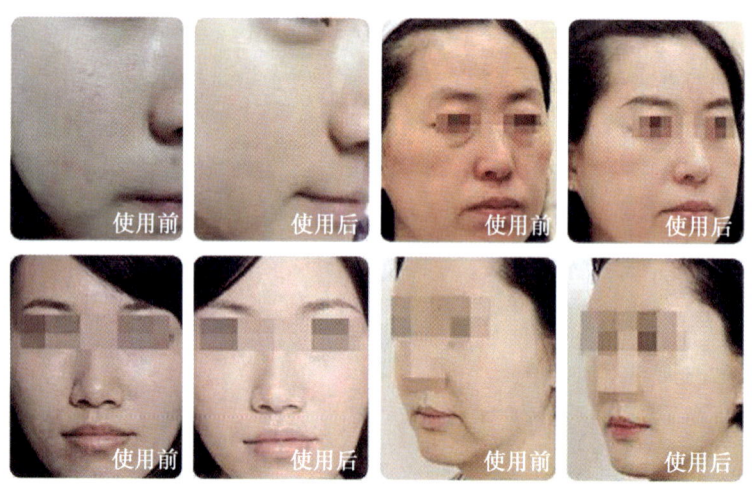

▲ 图 2-3-3 注氧美容仪使用前后对比

任务评价

一、多选题

1. 注氧美容仪适应范围是_____。（   ）

   A．痤疮、毛囊炎、皮螨及过敏原　　　　B．改善皮肤暗黄、美白

   C．深层清洁、补水、补氧　　　　　　　D．剥脱性皮肤重建的术后护理

2. 注氧美容仪操作规范手法是_____。（   ）

   A．操作到鼻子部位时，手笔与皮肤保持45°　B．整体面部时间约20分钟

C．操作下眼睑部位时，操作手笔紧贴皮肤　　D．操作后放出气管中残留气体

二、思考题

1. 注氧美容仪的原理是什么？

2. 注氧美容仪有哪些功效？

（赵继维　孙艳丽）

任务四　导入美容仪应用

学习目标

1. 了解导入美容仪的原理、美容应用范围。
2. 熟悉导入美容仪规范操作程序。
3. 能够熟练进行超声波导入美容仪操作。
4. 具有安全意识、服务意识，操作前能与顾客有效沟通。

情景导入

近年来，科技美肤理念越来越深入人心，科技美肤的仪器也从大型光电设备分出方便日常使用的家庭化美容仪，如导入美容仪、红光修复仪、面部清洁仪等。其中导入美容仪成为很多爱美女性美肤小神器，其优良的辅助产品吸收效果备受市场青睐。

问题：导入美容仪的美肤原理是什么？如何正确使用导入美容仪？

学习内容

一、基本分类与原理

1. **基本分类**　导入美容仪可分为离子导入仪和超声波导入仪两种。离子导入仪是通过离子交换的方式将需要的离子导入到需要导入的介质内。超声波导入仪仅通过超声波的振动能量使扩散速度变快。超声波导入仪越来越被重视，美容应用范围也比较广泛，下面将详细介绍超声波导入仪。

2. **仪器原理**　可以将护肤品的营养物质渗透到皮肤真皮层，让皮肤吸收更多营养，这是普通美容所达不到的效果。保养护肤品搭配使用超声波导入仪，让保养护肤品的营养物质渗透到皮肤被吸收，这样才能促进肌肤新陈代谢，进而加快细胞活化功能，让皮肤看起来更加水嫩有光泽，还能减少斑点和皱纹，抗皮肤衰老。

二、美容作用

（1）皮肤深层清洁，为皮肤补水，改善肤质。

（2）祛除皮肤黑头。

（3）补充营养，导入护肤营养液，改善皮肤灰暗，抗衰老。

（4）调理，中药超声穴位调理，即用中草药浓缩药膏，通过超声波作用，经皮肤穴位或黏膜导入人体，达到药物治疗的目的。可以结合中医穴位针灸、超声理疗和中药外敷的优点，三效合一、协同作用，实现针灸理疗化、理疗穴位化、中药外治化、外治增效化，这也是中西医结合研究的经验结晶。

三、规范操作程序

1. **深层清洁** 首先从下巴向耳下提拉，从嘴角向耳中提拉，从人中穴向耳上提拉。然后，从鼻翼打圈至下眼睑向太阳穴提拉，从额部眉头到发际线上下按摩至太阳穴，从下巴起，经嘴角提拉至鼻翼，再经下眼睑提拉至太阳穴，接着从下巴直接提拉至太阳穴。

2. **营养精华素导入** 首先是从下巴至耳下螺旋式按摩，手部可加重上提的力度，从嘴角至耳中，手部力度均匀，从人中穴至耳上，从鼻翼过下眼睑至太阳穴。然后，让探头在鼻翼处打圈，过下眼睑时手部力度减轻，以安抚式按摩为主，至太阳穴处向上提拉，可稍许加重手部力度。接着从额部眉头至发际线上下按摩至太阳穴，上提动作稍许加重力度，下回动作以安抚式按摩为主，从下巴起，经嘴角提拉至鼻翼，再经下眼睑提拉至太阳穴。最后，从下巴沿下颌线直接提拉至太阳穴，左手可大面积跟随探头移动，做辅助上推动作。

四、使用注意事项

（1）由于超声波具有方向性强、能量集中、穿透力强三大特点，能够最大限度地做到对症调理，找准痛点和病变处，以达到最佳诊疗效果。

（2）通过超声波波束进入人体深层细胞组织，用于中医穴位治疗效果更好。这就是超声穴位调理法。

（3）因人体对超声波的适应能力大小和耐受力不同，作用于皮肤有温热和轻微针刺的感觉是正常反应。如果皮肤感到灼热、不能忍受，则应降低能量档位或暂停操作。

（4）超声波调理必须要有足够的冷凝胶涂抹在皮肤表层，以便超声波导入人体。同时超声探头要完全接触皮肤，才能保证超声波的正常传导。冷凝胶过少或探头与皮肤接触不良，超声波就难以传导进入人体。

（5）超声探头必须围绕调理部位做往复移动，不能固定或停留在某一部位。

（6）操作时会加速皮肤新陈代谢，排出毒素及废物，顾客一定要多喝开水。

（7）超声波与通常所用的电子脉冲、微波等电磁波的原理完全不同，超声波调理所运用的是纯粹的机械波，绝无任何辐射。

五、案例对比

导入美容仪使用前后的变化如图 2-4-1 所示。

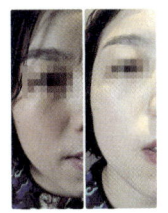
（a）皮肤暗沉处理前后对比

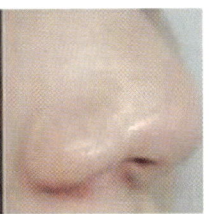
（b）祛除黑头处理前后对比

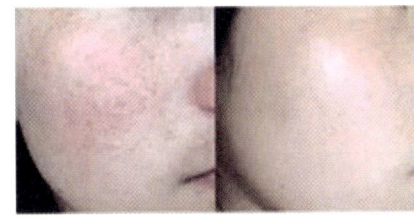
（c）改善肤质处理前后对比

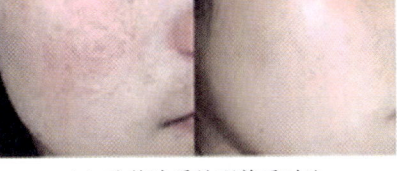
（d）清洁护理前后对比

▲ 图 2-4-1　导入美容仪使用前后对比

任务评价

一、单选题

1. 贾法尼的生物效应离子导入负极属于_____，含_____量高。（　　）
   A．酸性反应、氢　　　B．酸性反应、氧　　　C．碱性反应、氢　　　D．碱性反应、氧
2. 离子导入的去角质美容应用常以_____作为电解液，可祛除脸部角质。（　　）
   A．乙醇（酒精）　　　B．盐水　　　C．蒸馏水　　　D．矿泉水

二、思考题

1. 导入美容仪的原理是什么？
2. 导入美容仪有哪些美容功效？

（王　涛　孙艳丽）

任务五　黄金微针美容仪应用

学习目标

1. 了解黄金微针美容仪的原理及美容应用范围。
2. 熟悉掌握黄金微针美容仪的规范操作程序和使用注意事项。
3. 具有安全操作的责任意识，熟练掌握仪器使用说明书，避免参数设置错误或操作不当给顾客造成伤害。

情景导入

小王因为青春期炎症性痤疮没有正确治疗,后期留下了痘坑并伴有色素沉着。去医院治疗时,医生建议做黄金微针美容仪,并把治疗原理和术后注意事项给小王做了详细的讲解。经过2次治疗后,小王面部的痘坑和色沉都得到了有效缓解。

问题:黄金微针美容仪改善痘坑和色沉的原理是什么?黄金微针美容仪进行美容治疗后有哪些注意事项?

学习内容

一、基本构造与原理

1. **基本构造** 黄金微针美容仪整机由主机、手具、脚踏、电源线、门禁开关、钥匙开关组成。

2. **原理** 通过微针导入高能的射频能量,精准地作用于不同深度的靶组织,使真皮层胶原纤维加热至55~65℃,破坏皮脂腺以及痤疮分支,从而达到改善面部毛孔粗大、痘坑痘印、面部油脂分泌旺盛、肤色暗黄等目的。黄金微针射频祛痘是根据射频作用于深真皮层,杀灭痤疮丙酸杆菌,起到抗菌消炎的作用,且其还可有效抑制皮脂腺油脂的分泌,防止青春痘的复发。另外射频能量作用于瘢痕组织,促使细胞分泌产生胶原蛋白而起到祛除痘印,修复痘疤的作用。

二、美容作用

1. **提拉紧致** 提升拉紧下垂松弛皮肤,复位下垂的皮下组织细胞,缓解骨骼胶原的代谢使骨骼延缓衰老。

2. **抚平皱纹** 术后生成大量的胶原组织和纤维组织,填平皱纹和组织断裂,恢复皮肤的平滑细腻。

3. **嫩白亮肤** 激活皮下大量的毛细血管,血流量迅速增加,加速代谢皮肤底层黑色素细胞,使皮肤嫩白光滑。

4. **修复痘坑** 刺激、诱导胶原蛋白再生和重组,修复痘坑疤痕,让肌肤不再坑坑洼洼。

5. **收缩毛孔** 细胞活性大大增强,新陈代谢速度提升,废弃物被大量带走,毛孔收紧,弹性增强。

三、规范操作程序

1. **用物准备** 黄金微针治疗头、一次性手套、表皮麻药、保鲜膜面膜贴、氯化钠溶液、一次性洁面巾、调膜棒、纸抽2张、75%乙醇、纱布。

2. **顾客准备**

(1) 卸妆并做好患处清洁。

(2) 签订《术前知情同意书》。

3. **仪器操作流程及操作要领** 治疗部位清洁→术前拍照→备皮→敷麻→卸除麻药→治疗→治疗后护理。

(1) 清洁面部后使用调膜棒均匀涂抹表麻膏于操作部位,涂抹后,加以保鲜膜面膜贴覆盖,防止麻药挥发。表麻膏通常情况下敷 30 分钟。

(2) 使用调膜棒将面膜覆盖的麻药刮除使用纸巾包好,先刮除右侧面部,然后用带有氯化钠溶液的一次性洁面巾擦拭治疗部位。

(3) 使用带有 75% 乙醇的纱布对操作部位进行消毒、清洁。

(4) 消毒清洁完毕后,人体平躺于治疗床,面部朝上,准备工作完毕后,开启黄金微针射频仪器。

(5) 根据治疗部位不同选择合适的黄金微针治疗头,治疗头为一客一换消耗品。

(6) 根据治疗部位不同设置不同参数建议(出针深度调节:针对额头、鼻翼:0.5~0.8 mm,针对面颊、颈纹:1.0 mm,针对妊娠纹:1.5~2 mm)。

(7) 进行黄金微针射频操作,操作者手握治疗手柄,对治疗者的治疗部位均匀进行射频操作,并保证一个治疗区域挨着一个治疗区域,没有遗漏位置。

(8) 右侧操作完毕后,按照右侧相同治疗方式对左侧进行相同方式的卸除麻药→清洁→消毒→治疗。

(9) 全部治疗完毕后,给治疗者敷上生物纤维面膜,时间约 30 分钟。

(10) 敷面膜完毕后,取下面膜。涂抹上淡斑精华液、消炎精华液、修复精华液进行术后护理。继而操作完毕。

◆ 操作终点:①可看到细小的针孔;②治疗部位发红、发热、有针刺感。

◆ 疗程设定:根据顾客皮肤具体情况设定治疗几个疗程,3 次为一个小疗程。

四、使用注意事项

1. 治疗过程

(1) 操作表皮手具:手具 90°垂直皮肤,完全贴合皮肤,不要翘起,不要悬空,避免能量打在皮肤表皮,引起热损伤。

(2) 针头治疗区域尽量不要重复,一遍即可。

2. 治疗后护理

(1) 术后 3 天不可正常洗脸,或者使用柔和素进行洁面。微针术第 4 天正常洗脸温度不宜过高(不超过体温 37 ℃),因为微针术后面部肌肤脆弱,皮肤受到热水的刺激容易产生一些不适反应。

(2) 避免使用刺激性保养品。微针治疗之后的皮肤屏障被破坏,这些成分直接进入皮肤角质层内部,会引起皮肤炎症反应。

(3) 不要揉搓皮肤。揉搓皮肤会破坏表皮,引起皮肤的干燥、粗糙、发红等反应。

(4) 避免进入高温场所,严禁蒸桑拿和洗热水澡,否则很容易引起感染。

(5) 严禁游泳。不论是在游泳池游泳还是在河道游泳,游泳的水都不是纯净的,而是含有许多细菌和杂物的水。而做完微针之后,皮肤的屏障功能暂时被破坏,容易引起感染。

(6) 饮食方面避免海鲜、辛辣油腻食物。辛辣食物的摄入容易引起伤口的炎性反应。

任务评价

一、单选题

1. 微针通过_____刺激皮肤,形成大量微细创口通道,令美容产品的活性成分有效渗入皮

肤。（ ）
  A．物理性　　　　　　　　　B．机械性
  C．化学性　　　　　　　　　D．导入性
2．微针美容刺激表皮新生、真皮内＿＿＿＿，从而达到美容的目的。（ ）
  A．胶原蛋白交联　　　　　　B．纤维蛋白原
  C．纤维蛋白原再生　　　　　D．胶原蛋白再生

二、多选题
1．微针的美容应用范围适用＿＿＿＿等协力性皱纹。（ ）
  A．眼角纹　　B．抬头纹　　C．幼纹　　D．口周纹　　E．表情纹
2．微针滚动过程中需注意哪些原则？（ ）
  A．均匀　　　　　　　　　　B．平稳
  C．分区域有序滚动　　　　　D．从上到下
  E．从外到内

三、思考题
1．黄金微针美容仪是如何修复痘坑的？
2．黄金微针美容仪的适应证有哪些？

（王　涛　王志华）

任务六　射频美容仪应用

学习目标

1．了解射频美容仪的原理、美容应用范围。
2．掌握射频美容仪的操作手法和使用注意事项。
3．严格遵守操作规范，术前与顾客沟通术后护理及可能存在的风险。

情景导入

小李是美容机构操作师。近期机构新到的射频美容仪深受顾客喜爱，小李在进行短暂的半小时操作后，顾客面部松弛下垂的问题得到了很大程度的改善，效果明显且过程舒适，没有恢复期，非常适合上班族对效果和效率的需求。
问题：射频美容仪为什么会有非常好的紧致和提升效果？射频美容仪操作间隔周期是多久？

学习内容

一、基本构造与原理

(一) 基本构造

射频美容仪是皮肤美容机构常用的面部抗衰、皮肤紧致提升、身材塑形的仪器。结构如图2-6-1。

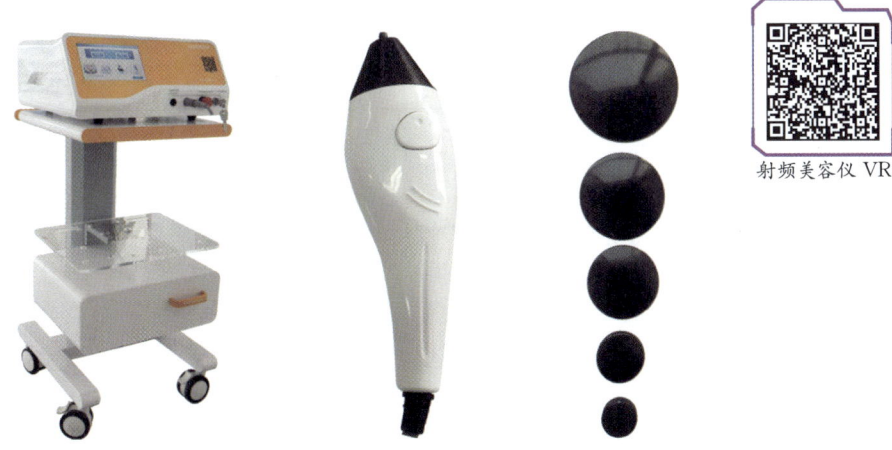

▲ 图2-6-1 射频美容仪及配件

(二) 仪器原理

射频美容仪是利用低频或高频的电磁波作用于人体组织,使组织内带电离子或分子高速运动并产生热量(即热效应)。当温度达到60～65℃以上时,体内的胶原纤维由三螺旋转换为任意卷曲结构,长度可变为原来的三分之一,从而达到紧致提升的效果。

(三) 仪器的作用功效

1. **除皱** 冰点除皱系统采用单极射频技术,发射的频率可以在皮肤下一定深度内使细胞中的水分子产生高速震动摩擦,从而产生热量,温度可达60～65℃。由此胶原纤维收缩,松弛的皮肤、皱纹即刻被拉紧;真皮层中产生的热效应使胶原蛋白再生,且进行有序重组排列,同时修复老化受损的胶原,达到即刻紧肤、长效除皱、轻松抗衰老的效果。

2. **溶脂** 由于对脂肪细胞的热损伤,使得脂肪细胞内的甘油三酯从脂肪细胞中释放出来,这些甘油三酯在脂肪酶的作用下裂解成游离脂肪酸和甘油。游离脂肪酸(脂溶性)渗入血液与血清蛋白结合,缓慢运送到肝脏;甘油(水溶性的)通过溶入组织间液(血液和体液)运送到肝脏。最后通过肝脏循环或肾脏排出体外,从而达到局部紧肤塑形的效果。

(四) 设备参数

射频美容仪的具体参数见表2-6-1。

表2-6-1 射频美容仪的具体参数

参数类别	具体参数	参数类别	具体参数
射频时间(ms)	≤400	脉冲模式	可调

续　表

参数类别	具体参数	参数类别	具体参数
单极功率(W)	400,步进10	供电方式	AC220±10%,50 Hz AC110V±10%,60 Hz
双极功率(W)	400,步进15		
射频频率(MHz)	1	冷却方式	半导体制冷、风冷、水冷
射频间隔时间(s)	1~20,步进1	保险规格	最大电流5 A
工作方式	脉冲、连续	额定功率(W)	30
连续模式	可调		

二、美容作用

（1）能够减轻较深的皱纹以及轻至中度皮肤松弛。如额横纹、眉间纹、鱼尾纹、鼻根横纹、口周皱纹、颈部皱纹等，尤其对额横纹和眶周皱纹去除效果更好。

（2）消除双下颌。

（3）射频瘦肌。用于肌肉型小腿塑形、咬肌肥大型瘦脸等。

（4）消除妊娠纹等萎缩纹。

（5）促进吸脂后的皮肤紧致等。

三、规范操作程序

（一）物品准备

射频美容仪及配件、冷凝胶、洁面巾、一次性手套、口罩、《术前知情同意书》。

（二）顾客准备

（1）将身体上的金属饰品取下，卸妆并做好患处清洁。

（2）签订《术前知情同意书》。

（3）术前拍照并留存（正面1张，侧面2张）

（三）仪器操作流程及操作要领

（1）顾客平躺，并在治疗部位涂抹冷凝胶（单极射频需要贴好负极片）。

（2）开机，根据所要操作项目，在仪器界面调节能量密度、选择治疗手具。

（3）手具贴实皮肤，点击"准备"按钮，顺时针打圈做局部测试，选择顾客有明显热感的治疗参数做全部位治疗，临床终点为有明显的紧致提升感。

射频美容仪
操作视频

四、操作后注意事项

（1）由于皮肤操作光电项目后可能出现轻度剥脱或干燥，操作后可使用温和的保湿剂。

（2）减少日晒和多补水。虽然射频美容仪操作后无须特别防止日晒，但为防止皮肤光老化，建议尽量减少日晒。

（3）操作后1周内，请勿用过热的水洗浴（不超过体温的水即可），暂时不要泡温泉及桑拿浴。

（4）操作后尽量不要使用伤患部位区域进行肌肉活动,以减少肿胀。

（5）操作后如果肌无力、酸胀明显,可以早期主动适当锻炼。但一旦肌肉力量恢复就要停止,以防锻炼过度使肌肉肥大。

（6）射频消融腓肠肌后,需使用弹性绷带1个月,目的是帮助肌肉功能恢复和腿部塑形。

（7）术后护理:若治疗部位局部有明显红肿,建议冰敷,可敷生物纤维面膜快速退红消肿,也可使用淡斑精华液、消炎精华液、修复精华液进行皮肤修复护理。

五、案例对比

射频美容仪使用前后的变化如图2-6-2所示。

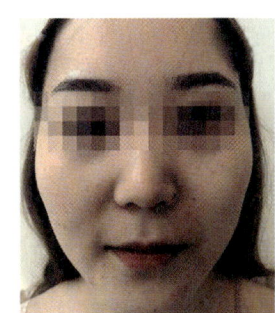 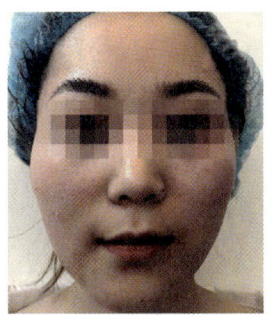

使用前　　　　　　使用后

▲ 图2-6-2　使用射频美容仪紧肤塑形的对比

任务评价

一、单选题

1. 射频美容仪是利用低频或高频的电磁波作用于人体组织产生_____。（　　）
   A．生物效应　　B．热效应　　C．振动效应　　D．溶脂效应
2. 射频美容仪除了能达到除皱效果外,还能达到_____的效果。（　　）
   A．美白　　B．淡斑　　C．溶脂　　D．祛痘

二、多选题

1. 射频美容仪的美容应用范围主要有_____。（　　）
   A．额横纹　　B．眉间纹　　C．鱼尾纹　　D．鼻根横纹　　E．幼纹
2. 射频美容仪器的原理分别是_____。（　　）
   A．抗衰　　B．除皱　　C．溶脂　　D．美白　　E．清洁
3. 射频美容仪使组织内_____高速运动并产生热量。（　　）
   A．带电离子　　B．分子　　C．不带电离子　　D．原子　　E．质子

三、思考题

1. 使用射频美容仪需要注意哪些问题?
2. 射频美容仪的应用范围有哪些?

（蔚　东　王志华）

任务七 点阵激光美容仪应用

学习目标

1. 了解点阵激光美容仪的原理、美容应用范围。
2. 掌握点阵激光美容仪的规范操作程序和使用注意事项。
3. 熟练掌握点阵激光美容仪的操作步骤及要领。
4. 具有安全意识和风险意识,术前与顾客沟通预期效果以及可能出现的并发症。

情景导入

小张是产后妈妈,生宝宝后腹部留下了清晰可见的妊娠纹,这让小张非常苦恼,在进行了1次点阵激光治疗后,纹路明显变淡。好的效果让小张信心大增,推荐给了身边的朋友并对下一次的治疗非常期待。

问题:点阵激光治疗妊娠纹的原理是什么?点阵激光术后有哪些注意事项?

学习内容

一、基本构造与原理

超脉冲 CO_2 点阵激光技术是一种皮肤美容技术,是介于有创和无创之间的一种微创治疗,激光波长是 10 600 nm。点阵激光治疗理论又称为点阵式光热分解作用理论,创始人是美国哈佛大学的激光医学专家安德森博士。自 2004 年点阵激光技术得到世界各地专家的认同,并被迅速应用于临床治疗。

1. 基本构造　点阵激光美容仪(巅峰)如图 2-7-1 所示,仪器手具如图 2-7-2 所示。

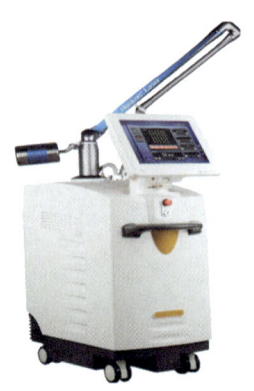
▲ 图 2-7-1　点阵激光美容仪(巅峰)

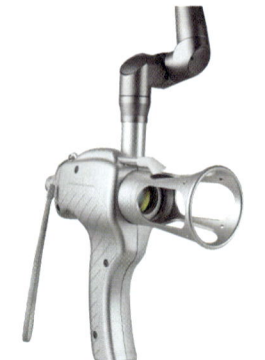
▲ 图 2-7-2　点阵激光美容仪(巅峰)的手具

点阵激光美容仪 VR

点阵激光美容仪(巅峰)的具体参数如表 2-7-1 所示。

表 2-7-1 点阵激光美容仪(巅峰)的具体参数

参数类别	具体参数	参数类别	具体参数
激光类型	超脉冲 CO_2 点阵激光	激光发射模式	连续模式,点阵模式,私密模式,超脉冲模式
激光波长	10 600 nm		
激光器功率	60 W	脉宽	0.067~6.7 ms
激光发射方式	射频激发		

2. 工作原理　　选择性光热分解作用理论是对传统选择性光热作用理论的延伸。既有侵袭性治疗的快速和显著效果,又具有非侵袭性治疗副作用小、恢复时间短的优势,集两者的优点为一体。点阵激光治疗是用激光在皮肤上平均地打上微细的小孔,从而在皮肤层形成热剥脱、热凝固、热效应3个区域,由此引起一连串皮肤生化反应,刺激皮肤进行自我修复,达到紧肤、嫩肤及去除色斑的效果。由于点阵激光治疗只会覆盖部分皮肤组织,且微孔之间严禁重叠,因此,部分正常皮肤得到保留,可加快复原。顾客可以在4~5天后恢复正常生活。该方法较为安全,适应证包括淡化消除痤疮、瘢痕、色斑、术后瘢痕、外伤性瘢痕、烧伤性瘢痕、黄褐斑、皮肤异色症、皱纹、皮肤松弛、光老化皮肤等皮肤问题。

3. 治疗原理　　点阵是一种激光发射模式。通过安装特殊的图像发生器,可以改变光的发射模式。点阵激光可发射最小 50~80 μm 的光斑,直接穿透操作部位,可产生一定量热剥脱、比较多的热凝固和明显的热效应。热效应使胶原纤维收缩。热凝固和热剥脱形成直径约 0.12 mm 的小孔,深度 2~4 mm(这一深度与日光性弹性纤维变性相关)。此时创伤后的小孔与小孔间正常组织产生热桥接,启动皮肤创伤修复机制(分为炎症阶段、增殖阶段、重塑阶段),产生大量新生胶原蛋白,达到真皮框架结构重建、面部轮廓雕塑、皱纹消失、皮肤质地细腻、痤疮瘢痕抚平等效果。点阵激光的微脉管刺激作用,使血管舒张、血流量增加、细胞氧化和营养物质供应增加,因此,线粒体释放三磷酸腺苷增多,细胞功能活跃。

点阵激光美容仪作用于阴道黏膜层、肌层,刺激黏膜固有层和肌层中的成纤维细胞新生,并使受损的胶原纤维、弹性纤维等重塑,使阴道壁增厚、阴道收紧。点阵激光美容仪的微脉管刺激作用,使细胞功能活跃,增强阴道血管对性刺激的完整、动态响应,进而使敏感度大幅提升。点阵激光还可以改变组织特性,促进胶原增多、黏膜收紧,提高阴道润滑度。

二、美容应用范围

(1) 各型皱纹(Ⅰ型、Ⅱ型、Ⅲ型)。

(2) 妊娠纹、各类瘢痕(外伤性瘢痕、烧伤性瘢痕、术后瘢痕)。

(3) 皮肤松弛下垂、变薄。

(4) 色素沉着、光化性唇炎、痤疮。

(5) 毛孔粗大、酒糟鼻、良性增生。

(6) 表皮色素性病变(雀斑、老年斑)。

(7) 皮肤脆性增加、皮肤粗糙。

(8) 私密处健康。

三、规范操作程序

（一）物品准备

1. **脉冲模式** 激光防护眼罩、激光防护镜、生理盐水、一次性手套、口罩、无水乙醇、脱脂棉、医用棉签、镊子、《术前知情同意书》。

2. **点阵模式** 激光防护眼罩、激光防护镜、生理盐水、一次性手套、口罩、无水乙醇、脱脂棉、医用棉签、麻药、碘伏、保鲜膜、《术前知情同意书》。

3. **私密模式** 激光防护眼罩、激光防护镜、生理盐水、一次性手套、口罩、无水乙醇、脱脂棉、加长大棉签、扩阴器、润滑油、私密冲洗器、《术前知情同意书》。

点阵激光美容仪操作视频

（二）顾客准备

(1) 卸妆并做好患处清洁。

(2) 签订《术前知情同意书》。

(3) 术前拍照片及视频，留存建档（正面1张＋侧面2张）。

(4) 顾客平躺并佩戴激光防护眼罩。

（三）仪器操作步骤及要领

1. **操作者防护** 佩戴激光防护眼镜。

2. **开机操作** 根据所要操作项目，在仪器界面调节能量密度、出光频率、治疗手具选择与调节光斑面积等参数。

(1) 增生性病变：选择脉冲模式，手具选择1 mm手具，点阵：30～50 W激光器频率"能量2""频率2"。用镊子夹起增生组织，对准增生组织根部垂直操作，看增生位置有无脱落样改变。如果无变化，可将能量调大，再对准色斑部位垂直照射，直到出现临床终点。例如，当能量调到"2"时，如果看到增生组织变小扁平，或皮肤坠生物有开口，表示能量密度合适，此时在该部位继续治疗，直到与正常皮肤保持水平或微凹于皮肤。

(2) 点阵抗衰：选择点阵模式，选择点阵手具。肌肤光滑、毛孔正常大小顾客选择12×12密度，能量4～8 mJ。黄褐斑、色素沉着顾客选择12×12密度，4～6 mJ，面部痘坑、毛孔粗大顾客，选择12×12密度，8～14 mJ。

(3) 私密治疗：选择私密模式，手具选择私密手具，能量选择最大，手具进入阴道内部点阵手具位于中央线，进行操作。顺操作一次，顺时针旋转35°，旋转一周后，向外平移2 cm继续旋转操作，直到阴道口位置，能量逐渐下降。

3. **操作中注意事项**

(1) 增生性病变注意事项：①剥脱头在治疗时需要贴着皮肤、垂直病灶部位进行治疗。②治疗原则以清除良性增生病变为主，减少对正常组织的破坏，防止炎症过大。③病变根部要全部清理干净，如仅为表面增生治疗时做到平于皮肤即可。④术后修复过程中产生痂皮应自然脱落不可以人为摘除，避免色沉及瘢痕的产生。

(2) 点阵激光注意事项：①做治疗时点阵振镜需要垂直贴着皮肤，避免不贴服。②做精细部位建议使用变焦镜筒。③如果是激素脸，治疗前一定要咨询病史不能盲目操作。④需要敷麻药时先涂抹修复1号，待吸收完毕后涂抹皮肤修复霜然后再敷麻药避免皮肤灼伤。⑤激素脸恢复期要避免感染,如果有渗液可以使用生理盐水清洁组织液,在免疫力没有恢复前避免用自来水直接清洁。⑥如需要生肌液要在治疗前提前联系技术老师备好,使用方法要根据顾客激素反跳现象在技术老师的指导下跟踪修复。

(3) 私密激光注意事项:①手具时刻保持垂直向下。②先贴上皮肤再踩脚踏,打点结束手再松开脚踏。③光斑不可以重叠。④精细位置使用变焦镜筒操作。⑤如有必要需要顾客治疗时佩戴激光防护镜。

4. 关机操作　操作结束后先关机,再用脱脂棉蘸无水乙醇擦拭治疗手具及镜片。

四、术后护理

1. 点阵激光术后护理　①术后即刻敷生物纤维面膜(生物纤维面膜敷到8成干即可),晚睡前及第二天再敷一贴;②涂抹消炎精华液、修复精华液、淡斑精华液、抗衰精华液混合剂,始终保持皮肤的滋润度,使皮肤可以良好地进行滋润性愈合;③点阵术后8个小时内不可以洗脸,第二天开始用常温水柔和素早晚清洁皮肤,不可以揉搓;④术后修复期内(前7天)每晚睡前使用皮肤修复霜进行干细胞修复方可休息;术后保养期(前3个月)内将修复霜作为霜剂使用进行新生细胞的长效营养滋润;⑤如要外出涂抹防晒霜;⑥修复期结束后每天使用抗衰精华液、皮肤修复霜和防晒霜辅助杀菌控炎,增加皮肤的免疫力、平衡皮肤的水油度。

2. 增生性病变术后护理　①术后保持创面滋润性愈合;②涂抹消炎精华液、修复精华液、淡斑精华液混合剂始终保持皮肤的滋润度;③术后8个小时内不可以沾水,第2天开始用常温水柔和素早晚清洁皮肤,不可以揉搓;④术后修复期内每晚睡前使用皮肤修复霜进行干细胞修复;⑤如要外出注意防晒。

3. 私密点阵术后护理　①术后注意私密部位清洁,用柔和海藻沐浴露进行洗护清洁;②术后每天睡前使用一支清新抑菌凝胶;③外阴有瘙痒感可以用消炎精华液杀菌止痒;④术后7天内禁止大量运动及夫妻性生活。

五、禁忌证

(1) 疱疹或恶性肿瘤。

(2) 光过敏体质及近期有光敏感药物(如维A酸、四环素等)应用。

(3) 近1个月内使用功能性化妆品,特别是祛斑霜。

(4) 治疗区有非典型痣,皮肤有破损、活动性病变。

(5) 文身染料过敏形成肉芽肿者。

(6) 恰好在"三高三期"(高血压、高血脂、高血糖;孕期、哺乳期、月经期),有严重糖尿病、高血压、心脏病、癫痫的顾客。

(7) 2周内使用抗凝剂治疗。

(8) 瘢痕体质。

六、注意事项

(1) 治疗过程有轻微的刺痛或发热,治疗后治疗部位会有渗血点,以上现象均属正常。

(2) 面部整体肤色不同,治疗时的感受和皮肤反应也会不同。

(3) 较深层色素一次治疗后,有的顾客会出现颜色加重的情况,也属正常。

(4) 因个人皮肤差异,激光治疗后可能会出现长痘现象。

(5) 在激光治疗过程中,如出现色素轻微重现属正常现象。

(6) 治疗项目不同,术后修复过程不同,有的会出现结痂,属于正常现象。为了确保痂皮自行脱落,严禁人为剥脱。

(7) 治疗后不能立即用手触摸,以防感染。

(8) 治疗后应防晒,外用纳米防晒产品和物理遮挡。

七、案例对比

使用点阵激光美容仪治疗前后出现的变化如图 2-7-3 所示。

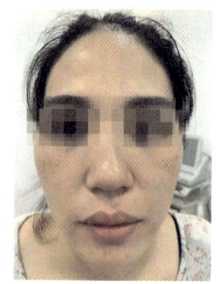
(a) 胶原培植前

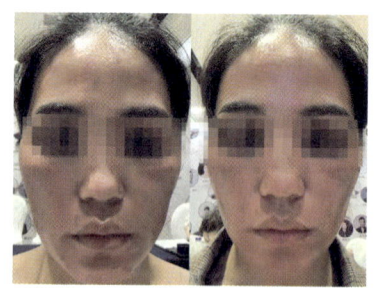
(b) 治疗后 4 小时与 9 小时

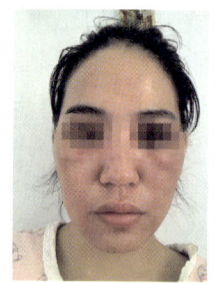
(c) 治疗后第 3 天,开始结痂了

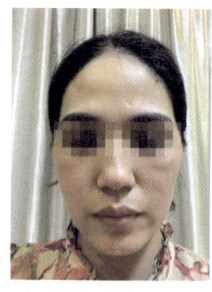
(d) 治疗后第 6 天,满脸的胶原蛋白

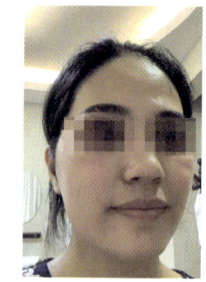
(e) 治疗后第 8 天,即使很累,皮肤状态都很好

▲ 图 2-7-3 点阵激光美容仪治疗前后对比

任务评价

一、判断题

1. 点阵激光技术是介于有创和无创之间的一种微创治疗。(   )
2. 激光操作时注意保护眼睛,操作者和顾客都要戴好防护眼镜和防护眼罩。激光治疗后如果有痂皮形成,禁忌用手撕落。(   )

二、思考题

1. 点阵激光美容仪的治疗原理是什么?
2. 点阵激光美容仪有哪些美容应用范围?
3. 如何降低术后色沉问题?

(贾建鸿　郭文俊)

任务八　调 Q 激光美容仪应用

学习目标

1. 掌握常用调 Q 激光分类及其特性。
2. 掌握常用调 Q 激光的原理及美容应用范围。
3. 熟悉调 Q 激光美容仪的规范操作和使用注意事项。
4. 严格遵守职业道德和操作规范,注意保护顾客隐私。

情景导入

张女士是一位公司职员,由于左脸从小就有的胎记(太田痣)让她很没自信,不敢与人交往。在同事建议下,张女士到美容机构做了诊断和咨询,了解到调 Q 和皮秒激光能治疗,且不会留下瘢痕,治疗效果也有保证。在进行了若干次治疗之后,张女士面部的胎记得到了非常好的淡化,已经不影响正常的社交和工作,张女士对后面的治疗充满了信心。

问题:调 Q 激光美容仪的作用原理是什么?

学习内容

调 Q 激光也称 Q 开关激光,Q 开关是一种产生脉冲激光的技术。调 Q 激光是应用选择性光热作用原理应用得最成功的激光,合理应用不但能有效地治疗色素性皮肤疾病,而且可以将治疗中的各种并发症降到最低程度,几乎不遗留皮肤瘢痕。常用调 Q 激光分类及其特性见表 2-8-1。

表 2-8-1　调 Q 激光分类及其特性

激光类型	激光器介质	波长	脉冲宽度	祛除色素颜色
Q 开关—红宝石激光	掺铬离子的三氧化二铝	694 nm	20～40 ns	紫、紫红、蓝、黑、绿
Q 开关—翠绿宝石激光	掺铬离子的翠绿宝石	755 nm	50～100 ns	蓝、黑、绿、褐
Q 开关—Nd:YAG 激光	掺铬离子的钇铝石榴石	1064 nm 532 nm	5～20 ns	蓝、黑、褐红、橙、紫、黄、褐

一、调 Q 激光基本构造

调 Q 激光美容仪由激光器、导光系统、激光电源及控制装置、安全防护系统、冷却系统(内循环水冷、空气热交换器)、脚踏开关组成。如图2-8-1所示,调Q激光美容仪的具体参数如表2-8-2所示。它的最短脉宽6ns,最大光斑10mm,采用7关节导光臂,末端最大单脉冲输出能量1200mJ,可在峰值功率下持续工作24小时;频率可调,1064nm和532nm波长随意切换;配有数值存储系统。

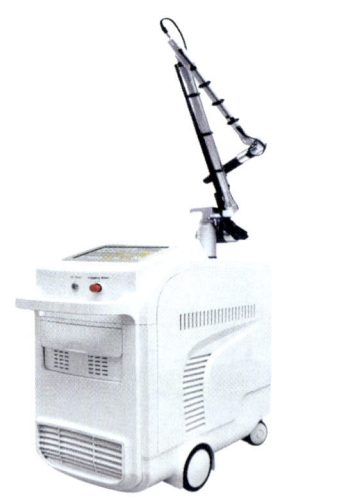
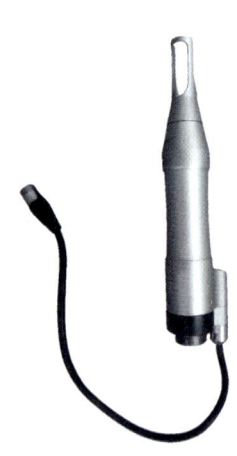

调Q、皮秒激光美容仪VR

▲ 图2-8-1 调Q激光美容仪

表2-8-2 调Q激光美容仪的具体参数

参数类别	具体参数	参数类别	具体参数
激光类型	电光调QND:YAG激光	传输方式	7关节导光臂
激光波长(nm)	1064 或 532	光斑	高均匀光斑
脉冲宽度(ns)	6	出光能量(mJ)	单脉冲1200
光斑直径(mm)	2~10	工作频率(Hz)	1~10

二、Q开关激光的治疗原理

用激光照射病变部位后,可以在不影响正常组织的情况下,使色素颗粒在瞬间吸收极高的激光能量后迅速膨胀、碎裂,形成很小的碎片,随后被体内的吞噬细胞清除并排出体外,从而达到治疗目的。电光调Q激光由于实现单脉冲能量真正连续可调,因此可以获得任意的能量密度,被广泛应用于临床。

三、Q开关激光美容应用范围

可以治疗十几种色素性皮肤问题,具体如下。

(1) 内源性色素,如太田痣、伊藤痣、蒙古斑、颧部褐青痣、咖啡斑、雀斑、脂溢性角化病、斑痣、交界痣、黑变病、蓝痣、炎症后色素沉着、黄褐斑等。

(2) 外源性色素,如文身、文眉、文眼线、文唇线及外伤性文身等。

(3) 配合专用治疗头,可嫩肤、收细毛孔、淡化色斑、美白、祛黑头及控油等。

四、Q开关激光规范操作程序

(一) 物品准备

激光防护眼罩、激光防护镜、生理盐水、一次性手套、口罩、无水乙醇、脱脂棉、《术前知情同意书》。

(二) 顾客准备

(1) 卸妆并做好患处清洁。
(2) 签订《术前知情同意书》。
(3) 术前拍照片及视频,留存建档(正面1张+侧面2张)。
(4) 顾客平躺并佩戴激光防护眼罩。

(三) 仪器操作步骤及要领

1. **操作者防护** 佩戴激光防护眼镜。
2. **开机操作** 根据所要操作项目,在仪器界面调节能量密度、出光频率,治疗手具调节光斑面积等参数;

(1) 片状色斑。选择1064 nm波长,光斑直径8～10 mm,能量1000～1200 mJ,频率"1"。对准色斑局部垂直照射测试,看色斑颜色有无变化。如果无变化,可将光斑调小,再对准色斑部位垂直照射,直到出现临床终点。例如,当光斑调到"10"时,如果看到色斑颜色发生变淡,表示能量密度合适,此时将频率调到"9"进行色斑部位治疗。

(2) 点状色斑。选择1064 nm波长,光斑直径2 mm或者3 mm,能量200～400 mJ。对准色斑局部垂直照射测试,看色斑颜色有无变化。如果色斑颜色没有变化,可将能量调高50 mJ,再次对准色斑部位垂直照射直到出现临床终点。出现色斑治疗临床终点,表示能量密度合适,此时进行色斑部位治疗。

3. **操作中需要注意**
(1) 保护操作者和顾客的眼睛(戴好防护镜和防护眼罩)。
(2) 清洁治疗手具。
(3) 调节合适参数。
(4) 垂直照射被治疗部位。
(5) 光斑重叠率为30%～50%。
(6) 调节合适的能量密度(达到对应色斑的治疗临床终点)。

4. **关机操作** 操作结束后先关机,再用脱脂棉蘸无水乙醇擦拭治疗手具及镜片。

5. **术后护理**
(1) 涂抹消炎、预防炎症后色素沉着和促进表皮修复的产品后使用生物纤维面膜,(可以起到消炎、消肿、修复皮肤的作用)冰敷30分钟,结痂脱落前持续使用产品涂抹,保持皮肤滋润,每天4～6次。
(2) 前3天用激光治疗后专用清洁产品(可直接作用于伤口的清洁产品)进行清洁工作。
(3) 持续防晒防护,8小时后户外工作可使用物理纳米防晒霜。
(4) 忌辛辣、刺激性食物和海鲜发物1周。
(5) 在7天之内忌高温、剧烈运动,15天之内不能按摩,1周之后可以上妆。

五、Q开关激光操作注意事项

（一）禁忌证

(1) 疱疹或恶性肿瘤。

(2) 光过敏体质及近期有光敏感药物（如维A酸、四环素等）应用。

(3) 近1个月内使用功能性化妆品，特别是祛斑霜。

(4) 治疗区有非典型痣，皮肤有破损、活动性病变。

(5) 文身染料过敏形成肉芽肿者。

(6) 恰好在"三高三期"（高血压、高血脂、高血糖；孕期、哺乳期、月经期），有严重的糖尿病、高血压、心脏病、癫痫的顾客。

(7) 2周内使用抗凝剂治疗。

(8) 瘢痕体质。

调Q激光美容仪操作视频

（二）注意事项

(1) 治疗过程有轻微的刺痛或发热，治疗后治疗部位会有渗血点，以上现象均属正常。

(2) 面部整体肤色不同，治疗时的感受和皮肤反应也会不同。

(3) 较深层色素一次治疗后，有的顾客会出现颜色加重的情况，也属正常。

(4) 因个人皮肤差异，激光治疗后可能会出现长痘现象。

(5) 在激光治疗过程中，如出现色素轻微重现属正常现象。

(6) 治疗后禁用刺激性和功能性护肤品，使用微科类产品修复。

(7) 2周内禁食辛辣或刺激性食品、烟酒、色素含量重的食品、海鲜发物（如虾、蟹等）。

(8) 治疗项目不同，术后修复过程不同，有的会出现结痂，属于正常现象。为了确保痂皮自行脱落，严禁人为剥脱。

(9) 治疗后不能立即用手触摸，以防感染。

(10) 治疗后应防晒，外用纳米防晒产品和物理遮挡。

任务评价

一、思考题

1. 调Q激光美容仪的原理是什么？
2. 调Q激光美容仪术后护理要点？术后当天参加户外体育活动，皮肤较长时间日晒，有可能出现什么情况？

二、填空题

调Q激光美容应用范围包括哪些？

序号	皮肤问题	举 例	分值	得分
1	内源性色素		40	
2	外源性色素		30	
3	配合专用治疗头		30	
4	合计		100	

（贾建鸿）

任务九 皮秒激光美容仪应用

学习目标

1. 了解皮秒激光美容仪的分类和原理。
2. 掌握皮秒激光美容仪的美容应用范围和规范操作流程。
3. 熟悉皮秒激光美容仪的规范操作程序和使用注意事项。
4. 严格遵守职业道德和操作规范，注意保护顾客隐私。

情景导入

小王刚从学校毕业进入了一家医疗器械公司工作。在学习公司产品的过程中，小王发现调Q激光和皮秒激光都是色素清除类激光美容仪，而且都有非常好的安全性。

问题：调Q激光和皮秒激光有什么区别？

学习内容

一、基本分类与原理

（一）基本分类

皮秒激光美容仪治疗范围、作用原理和调Q激光美容仪基本相同。由皮秒激光器、导光系统、激光电源及控制装置、安全防护系统、冷却系统（内循环水冷、空气热交换器）、脚踏开关组成，如图2-9-1所示。调Q激光和皮秒激光区别在于脉宽数量级的差异，皮秒激光脉宽极短，峰值功率极高，常见的皮秒激光脉宽参数有350 ps、450 ps、900 ps等。

（二）原理

早在1880年，Bell首先在固体中观察到光声转换现象，并称这种光声转换的物理现象为光声效应。光机械作用达到一定阈值时可能会产生光声效应。当脉宽短到一定程度（如皮秒级，包括部分纳秒级激光），作用于相应的靶目标会产生光声效应（声学应力效应）（图2-9-2）。导致光声效应的短脉宽称为应力限制时间或应力临界时间，也称应力弛豫时间。

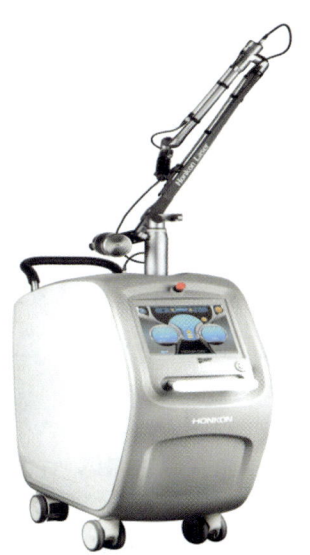

▲ 图2-9-1 皮秒激光美容仪

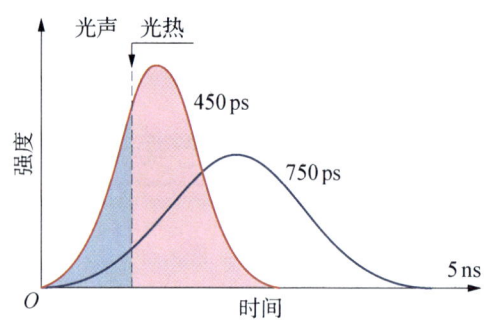

▲ 图 2-9-2　光声与光热作用

目前,临床在色素性皮肤病的治疗中,毫秒级与微秒级激光主要是光热作用,纳秒级激光同时具有光热作用与光声作用,而皮秒激光主要是光声作用。皮秒激光利用超短脉宽产生的强烈光机械作用,依据光声作用原理,将光能转化为声波,该波瞬间产生的高能量将细胞中的色素颗粒完整震碎为粉尘状态,并能更好地被抗原提呈细胞摄取和代谢,或者改变部分色素颗粒的物理性质,使其不显色。同时,由于其脉宽短,对周围组织的损伤降低,且刺激黑素再生的风险也明显降低。

二、美容应用范围

(1) 外源性色素。文身、文眉、文眼线或唇线等。

(2) 内源性色素。太田痣、伊藤痣、面部褐青色痣、炎症后色素沉着、咖啡斑、斑痣、雀斑、黑子、老年斑、交界痣等。

(3) 百倍净肤/黑脸娃娃。美白嫩肤、控油祛痘、收细毛孔、淡化色斑。

三、规范操作程序

1. 物品准备　激光防护眼罩、激光防护镜、生理盐水、一次性手套、口罩、无水乙醇、脱脂棉、《术前知情同意书》。

2. 顾客准备

(1) 卸妆并做好患处清洁。

(2) 签订《术前知情同意书》。

(3) 术前拍照片及视频,留存建档(正面1张+侧面2张)。

(4) 顾客平躺并佩戴激光防护眼罩。

皮秒激光美容
仪操作视频

3. 仪器操作步骤及要领

(1) 操作者佩戴激光防护眼镜。

(2) 开机,根据所要操作项目,在仪器界面调节能量密度、出光频率,治疗手具调节光斑面积等参数。

1) 片状斑。选择1064 nm波长,光斑直径10 mm,能量150～250 mJ,频率"1"。对准色斑部位垂直照射测试,看色斑颜色有无变化。如果无变化,可将光斑调小,再对准色斑部位垂直照射。例如,当光斑调到"4"时,如果看到色斑颜色发生变化,表示能量密度合适,此时将频率调到"3"进行色斑部位治疗。

2) 点状斑。选择1064 nm波长,光斑直径3 mm或者2 mm,能量50 mJ。对准色斑部位垂直照射一下,看色斑颜色有无变化。如果色斑部位没有变化,可将能量调高到 100 mJ,再对准色斑部位垂直照射一下等。例如,将能量调到 200 mJ 时,如果看到色斑颜色发生变化,表示能量密度合适,此时进行色斑部位治疗。出现色斑治疗临床终点,表示能量密度合适,此时进行色斑部位治疗。

(3) 操作中需要注意:①保护好操作者和顾客的眼睛(戴好防护镜和防护眼罩)。②清洁治疗手具。③调节合适参数。④垂直照射被治疗部位。⑤光斑重叠率为 30%~50%。⑥调节合适的能量密度(达到对应色斑的治疗临床终点)。

(4) 操作结束后先关机,再用脱脂棉蘸无水乙醇擦拭治疗手具及镜片。

(5) 术后护理:①涂抹消炎、预防炎症后色素沉着治疗修复产品再使用生物纤维面膜,(可以起到消炎、消肿、修复皮肤的作用)冰敷 30 分钟,结痂脱落前持续使用产品涂抹,保持皮肤滋润,每天 4~6 次。②前 3 天用激光治疗后专用清洁产品(可直接作用于伤口的清洁产品)进行清洁工作。③持续防晒防护,8 小时后户外工作可使用物理纳米防晒霜。④忌辛辣、刺激性食物和海鲜发物 1 周。⑤在 7 天之内忌高温、剧烈运动,15 天之内不能按摩,1 周之后可以上妆。

四、使用注意事项

1. 禁忌证

(1) 疱疹或恶性肿瘤。
(2) 光过敏体质及近期有光敏感药物(如维 A 酸、四环素等)应用。
(3) 近 1 个月内使用功能性化妆品,特别是祛斑霜。
(4) 治疗区域有非典型痣,皮肤有破损、活动性病变。
(5) 文身染料过敏形成肉芽肿者。
(6) 有严重的糖尿病、高血压、心脏病、癫痫患者。
(7) 2 周内使用过抗凝剂治疗。
(8) 瘢痕体质。

2. 注意事项

(1) 操作过程有轻微的刺痛或发热,激光作用部位会有渗血点,以上现象均属正常。
(2) 面部整体肤色不同,操作时的感受和皮肤反应也会不同。
(3) 较深层色素一次治疗后,有的患者会出现颜色加重的情况,也属正常。
(4) 因个人皮肤差异,激光作用后可能会出现长痘现象。
(5) 在激光操作过程中,如出现色素回流属正常现象。
(6) 操作后禁用刺激性和功能性护肤品,使用微科类产品修复。
(7) 2 周内禁食辛辣或刺激性食品、烟酒、色素含量重的食品、海鲜发物(如虾、蟹等)。
(8) 激光项目不同,术后修复过程不同,有的会出现结痂,属于正常现象。为了确保痂皮自行脱落,严禁人为剥脱。
(9) 操作后不能立即用手触摸,以防感染。
(10) 操作后应积极防晒,外用纳米防晒产品和物理遮挡。

五、案例对比

使用调 Q、皮秒激光击碎色素颗粒能力的差异如图 2-9-3 所示。

治疗前的色素颗粒　　　　调 Q 激光治疗后

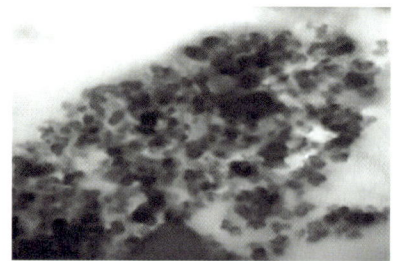
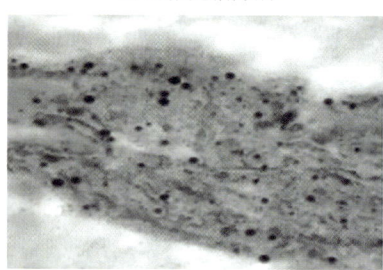

"大石头"　　　　　　　　　"小石子"

皮秒激光治疗后

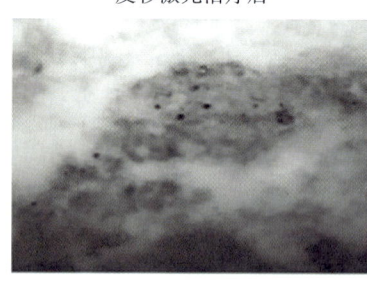

"沙"

▲ 图 2-9-3　使用调 Q、皮秒激光击碎色素颗粒能力的差异

任务评价

思考题

1. 皮秒激光美容仪的原理是什么？
2. 皮秒激光美容仪适用于治疗哪些皮肤问题？
3. 皮秒激光美容仪在使用时有哪些注意事项？

（贾建鸿）

任务十　脉冲强光美容仪应用

学习目标

1. 了解脉冲强光美容仪的基本原理及应用范围。
2. 掌握脉冲强光美容仪操作规范。
3. 严格遵守职业操守，如实告知顾客美容应用范围及治疗后注意事项。

情景导入

小张的妈妈由于经常加班,作息不规律,面部气色较差,肤色暗沉。在美容机构做护理时,美容师推荐做光子嫩肤,并把光子嫩肤的原理和案例对比做了详细的介绍。张妈妈随即办理了光子嫩肤的项目,一次操作之后张妈妈发现肤色较之前变白、透亮,眼周的黑眼圈在后期也慢慢变淡,这些都是光子嫩肤的功劳。

问题:光子嫩肤为什么会产生皮肤细嫩的效果?脉冲强光美容仪除光子嫩肤外,还能操作哪些项目?

学习内容

强脉冲光也称强光,是以强度很高的光源经过聚焦和滤过后形成的一种宽谱光,其本质是一种非激光的宽光谱光源。波长多为 400~1 200 nm,包含可见光和一部分红外光。强脉冲光是目前临床上应用最为广泛的光治疗技术之一,在皮肤美容领域占有十分重要的地位。多被应用于多余毛发的脱除、表皮色斑的治疗,以及红血丝、痤疮、嫩肤的治疗。

一、基本构造与原理

(一) 基本构造 强脉冲光美容仪(S3C)如图 2-10-1 所示,治疗手具如图 2-10-2 所示。

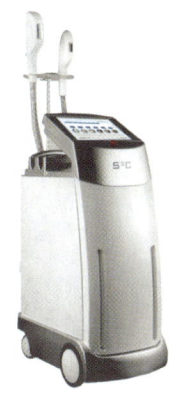

▲ 图 2-10-1 强脉冲光美容仪

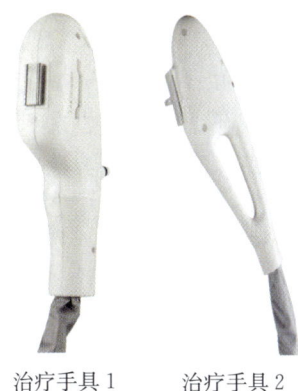

治疗手具1　　治疗手具2

▲ 图 2-10-2 治疗手具

强脉冲光美容仪 VR

(二) 治疗原理

1. **宽光谱作用**　脉冲光是强度很高的光源,经过聚焦和过滤后形成的宽谱光,其本质是非相干普通光,而非激光。脉冲光可以通过多条谱线共同作用于深层皮肤,皮肤中的黑色素、血红蛋白、水等可选择性地吸收不同波长的光,从而达到消除皮肤病变的效果。

2. **脉冲光光热和光化学作用**　对胶原蛋白和弹性蛋白可产生热刺激,使胶原纤维和弹性纤维再生、重组、修复,改善皮肤的微循环和代谢过程,使皮肤恢复年轻状态。

3. **特定光谱的光热作用和光化学作用**　可以实现杀菌、祛痘、祛除痤疮的效果。光的选择性作用深入毛囊根部,选择性破坏毛囊内的黑色素及生发细胞,从而达到脱毛的效果。在收紧皮肤、缩小毛孔的同时,可有效地调节和抑制皮脂腺分泌,祛除"黑头"和"白头",达到改善油性皮肤的功效。

二、美容应用范围

（1）吸附脱毛减少竞争性色基对出光能量的吸收，使更多出光能量被靶组织黑色素吸收，提高治疗效果。

1）治疗头通过真空技术对皮肤进行轻吸。

2）皮肤被拉伸变薄，使毛发更易接触脉冲光，同时降低皮肤黑色素细胞密度，减少皮肤表皮对出光能量的吸收。

3）真空压力暂时压迫皮肤组织和周围血管。

4）血流暂时被中断，以降低氧合血红蛋白对出光能量的吸收。

5）降低色基竞争性能量吸收，使更多出光能量被目标黑色素吸收。

6）由于热量蓄积，可破坏毛囊，使毛发失去再生能力。

（2）吸附脱毛出光能量密度的降低，使脱毛过程更舒适无痛，不需要使用表面麻醉或冷却。

（3）脉冲光治疗皮肤问题的理论基础是选择性光热作用原理。因脉冲光是宽光谱，可覆盖多种色基（如黑色素、氧合血红蛋白、水等）多个吸收峰。

（4）治疗血管性皮肤问题时，以血红蛋白为主要色基。脉冲光能被血管内的氧合血红蛋白优先选择性吸收，并转化为热能在组织中升温。当光波的脉宽小于靶组织的热弛豫时间时，血管升温可达到血管的损伤阈值，可凝固破坏血管，导致血管闭塞退化，并逐渐被纤维组织替代而达到治疗目的。

（5）使用非完美脉冲光技术的设备发射的多个脉冲中，第一个脉冲（首脉冲）为巨脉冲，剩余脉冲的峰值功率明显递次减小。

（6）首脉冲的临床意义在于对表浅色素与血管产生作用。

（7）其余脉冲的临床意义在于能够缓慢而均匀地加热皮肤深层组织。

三、规范操作程序

（一）物品准备

激光防护眼罩、激光防护镜、生理盐水、一次性手套、口罩、无水乙醇、脱脂棉、《术前知情同意书》。

强脉冲光美容仪
操作视频

（二）顾客准备

（1）卸妆并做好治疗部位清洁。

（2）签订《术前知情同意书》。

（3）术前拍照并留存（正面1张＋侧面2张）。

（4）顾客平躺并佩戴激光防护眼罩。

（三）仪器操作步骤及操作要领

（1）操作者佩戴激光防护眼镜。

（2）开机，根据所要操作项目，在仪器界面调节能量密度、出光频率、脉冲个数、脉冲宽度、脉冲间隔等参数。

（3）在顾客患处局部进行能量密度测试，若能出现明显感觉，则用该参数展开全部位治疗，如未出现明显感觉，增加能量密度或时间参数，直至出现明显感觉，再进行治疗。

（4）操作中需要注意：治疗头垂直于皮肤，光斑重叠率不超过30%～50%，治疗头先轻贴皮肤,再按住按钮开关/脚踏开关操作,操作结束后先松开开关/脚踏,再抬起治疗头。

(5) 操作结束后先关机,再用脱脂棉蘸无水乙醇擦拭治疗手具及镜片。

(6) 术后护理:若治疗部位局部有明显红肿,建议冰敷,可敷生物纤维面膜快速退红消肿,也可使用祛斑精华液、消炎精华液、修复精华液进行皮肤修复。

(7) 术后注意防晒、补水。

四、使用注意事项

1. 治疗后护理

(1) 若有结痂现象,严禁人为剥脱,确保痂皮自行脱落。

(2) 治疗后即刻使用祛斑精华液、消炎精华液、修复精华液产品。

(3) 注意防晒,可选用纳米防晒。

(4) 治疗后连续7天敷皮肤修护生物纤维面膜。

(5) 治疗后2周勿用填充物或其他注射治疗,忌食辛辣、刺激性、色素性食物。

(6) 脱毛术后即刻使用脱毛护理液,前7天建议每天2次,2周内禁止热刺激、化学刺激。

(7) 治疗后如有不适,应及时向仪器操作师咨询。切忌自作主张、自行处理。

2. 并发症的处理

治疗后可能出现烫伤、水疱、色素减退或色素脱失,以及暂时性色素沉着,具体处理方法见前述相关内容。

任务评价

一、判断题

1. 脉冲强光美容仪一定要用无水酒精和洁净棉签,只擦拭治疗头_____。(　)
2. 在脉冲强光美容的日常维护中,需要经常换水、检查水循环是否良好、检查滤波片是否干净、检查手具蓝宝石是否洁净。(　)

二、思考题

1. 脉冲强光适用于治疗哪些皮肤问题?
2. 脉冲强光使用时有哪些注意事项,治疗后如何护理。

(贾建鸿)

任务十一　聚焦超声波美容仪应用

学习目标

1. 了解聚焦超声波美容仪的基本构造。
2. 掌握聚焦超声波美容仪操作规范及美容应用。

3. 具有安全责任意识,能认真阅读使用说明书,规范操作。
4. 关心顾客感受,注重服务品质。

情景导入

聚焦超声波美容仪是近两年许多美容团购平台大力推荐的抗衰紧致的项目,小李也随机购买了某美容机构聚焦超声的项目。在进行 1 次治疗之后,小李的法令纹、双下巴改善明显,苹果肌也有明显上提。随着时间推移,小李面部皮肤也变得越来越紧致。

问题:聚焦超声波美容仪带来紧致提升效果的原理是什么?聚焦超声波美容仪作用于皮肤的哪几个层次?

学习内容

聚焦超声波美容仪是一款非侵入性(无创伤性)直接作用于筋膜层的超声技术。高强度聚焦超声技术是 20 世纪 40 年代兴起的一项超声外科技术,它以超声波为能量源,利用其穿透性和可聚焦性,将超声波发出的超声能量聚焦于人体筋膜层,在筋膜内形成一个声强较高的区域——焦域,可深入皮下 3.0~4.5 mm,使筋膜组织在 0.5~1 秒内温度达到 65℃以上(所有非侵入式紧肤仪器的最强温度)致使筋膜组织内胶原蛋白重组而又不损伤焦域外的正常组织,从而达到筋膜提升的效果。

一、基本构造

聚焦超声波美容仪如图 2-11-1 所示,两种操作手具如图 2-11-2 所示。聚焦超声波美容仪的具体参数如表 2-11-1 所示。

聚焦超声波美容仪 VR

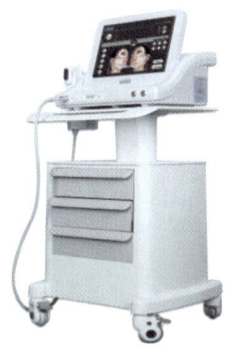

▲ 图 2-11-1 聚焦超声波美容仪

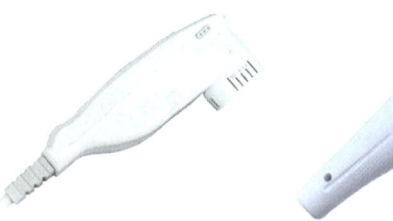

▲ 图 2-11-2 聚焦超声波美容仪的两种操作手具

表 2-11-1 聚焦超声波美容仪的具体参数

参数类别	具体参数	参数类别	具体参数
电源(V)	202~220	液晶屏尺寸(mm^2)	800×600
频率(MHz)	3.2	间距(mm)	1.2、1.5、1.8
治疗头型号(mm)	1.5、3.0、4.5		

二、美容应用范围

(1) 皮肤松弛。如眼袋、法令纹、嘴角纹、双下巴等。
(2) 眼皮下垂。收紧额头皮肤,提升眼眉。
(3) 皱纹。如额头、眼睛、嘴唇四周的皱纹。
(4) 颈纹。减缓颈部老化。
(5) 日光老化。改善皮肤弹性及轮廓紧致。
(6) 塑形减脂。聚焦超声波可作用到脂肪层,达到减脂效果。

三、规范操作程序

(一) 物品准备

1. **仪器及配件** 检查仪器和电源线的完整性及功能完好性,将仪器放置于适当位置。
2. **其他** 冷凝胶、画笔、软尺、亚克力板、《术前知情同意书》。

(二) 顾客准备

(1) 卸妆并做好治疗部位的清洁。
(2) 签订《术前知情同意书》。
(3) 术前拍照并留存(正面1张+侧面2张)。

聚焦超声波美容仪操作视频

(三) 仪器操作步骤及操作要领

(1) 开机。打开电源,主机自我检测3~5秒钟,待机键灯亮。填写信息,进入操作界面。
(2) 自检。按下待机按钮、运行按钮。按手控按钮,涂抹冷凝胶在亚克力板上,进行自检。若亚克力板上打点均匀,能量正常,可以进行操作。
(3) 冷凝胶在治疗部位均匀涂抹,能量调节点间距1.2 mm,线长25 mm,能量0.2 J起调,寻找合适的痛感,按照此参数进行以下操作。
(4) 治疗手具垂直紧贴皮肤,按下手具开关,由下向上定点操作,每次移动间隔1~2 mm,直至全部位操作完毕。
(5) 清洁治疗部位冷凝胶,清洁仪器治疗头。
(6) 卸下超声探头。拆卸超声刀探头时,握紧手具,按住按钮,拔出即可。
(7) 关闭电源开关,拔出手柄接口,拔出电源,清洁完毕应整理设备。

四、术后护理流程

(1) 每天使用修复面膜进行补水修复,至少使用7天。
(2) 敏感皮肤的人群会有淤青或发紫属于正常现象,在3~7天会消失,此类皮肤治疗后需要即刻使用具有消炎、修复成分和功能性产品做皮肤护理。
(3) 治疗后一周内禁止烟酒,禁食辛辣刺激、牛羊肉等。
(4) 治疗后一周避开强烈的紫外线照射,因为紫外线能使金属蛋白酶增加,导致胶原和弹性纤维的降解。
(5) 治疗后不要用力揉搓治疗部位。
(6) 不能用热水洗脸,不能蒸桑拿,不能做面部按摩、美容和手工护理,可以用温冷水洗脸。

（7）避免嚼过硬的东西。

五、使用注意事项

（一）操作注意事项

（1）在能量传输过程中有轻微的针刺感和热感，可能略有不适，但是是暂时性的，且不适感意味着胶原蛋白重组机制开始启动。

（2）操作后皮肤会有轻微泛红，数小时内逐渐消散。操作后1周内筋膜层收缩，面部会有酸胀感，属正常现象。

（3）在少数情况下，操作后数天至几周内会出现轻微肿胀。

（4）在少数情况下，按压时有轻微的刺痛或酸麻，尤其是在下颌、额头、面部骨骼位置，但不适感较轻微。

（5）因操作导致瘀伤或神经受损等情况相当罕见。

（6）在操作过程中，可以请顾客及时将自己的感受告知操作人员，以便能够调整到最适宜的操作模式。

（二）禁忌证

（1）曾进行化学剥脱术、磨削术及其他换肤术，有瘢痕体质史。

（2）有糖尿病、高血压、心脏病病史。

（3）有癫痫症、精神异常。

（4）有严重的全身系统性疾病，属于光过敏体质，有活动性疱疹、皮肤癌变。

（5）体内有金属物质（如除颤器、心脏起搏器等）。

六、案例对比

使用聚焦超声波美容仪处理面部松弛前后变化如图2-11-3所示。

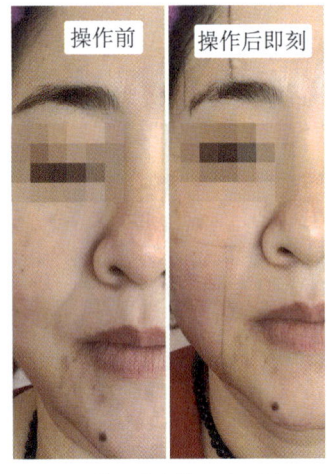
（a）使用前与使用后即刻

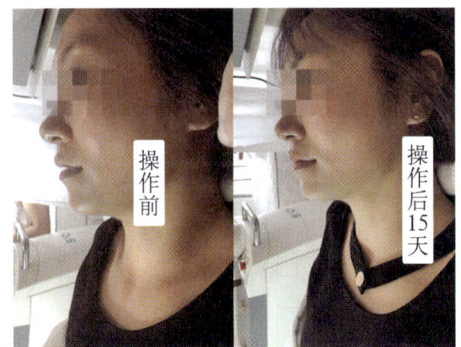
（b）使用前与使用后15天

▲ 图2-11-3　使用聚焦超声波美容仪处理前后对比

任务评价

一、单选题

1. 聚焦超声波美容仪操作后皮肤有可能出现_____，轻微肿胀属于正常现象。（　　）
   A．过敏　　　　　　B．破皮　　　　　　C．出痧　　　　　　D．泛红
2. 聚焦超声技术是一种非侵入直接作用于面部浅表肌肉_____的超声技术。（　　）
   A．筋膜层　　　　　B．表皮层　　　　　C．角质层　　　　　D．真皮层

二、思考题

1. 什么是聚焦超声波？
2. 聚焦超声波美容应用范围有哪些？

（杨国峰）

任务十二　红血丝激光美容仪应用

学习目标

1. 了解激光治疗红血丝的原理及应用范围。
2. 熟悉激光仪器治疗红血丝的规范操作流程和使用注意事项。
3. 术前与顾客有效沟通，耐心解释《术前知情同意书》相关内容，全流程为顾客提供体贴周到的专业服务。

情景导入

刘女士因为工作原因，常年需要去西北地区出差，由于环境的影响及护肤意识薄弱，面部逐渐开始出现红血丝。在美容诊所进行激光治疗之后，刘女士面部的红血丝即刻开始消失，轻微结痂脱落之后，原本丝丝可见的血管不见了，解决了刘女士多年的困扰。

问题：红血丝激光美容仪治疗红血丝原理是什么？激光治疗红血丝之后需要哪些术后护理？

学习内容

一、基本构造与原理

（一）基本构造

红血丝激光美容仪是定向治疗毛细血管扩张的激光仪器。整机由主机、光纤手具、脚踏、电源线、门禁开关、防护眼罩、钥匙等组成，如图 2-12-1 所示。

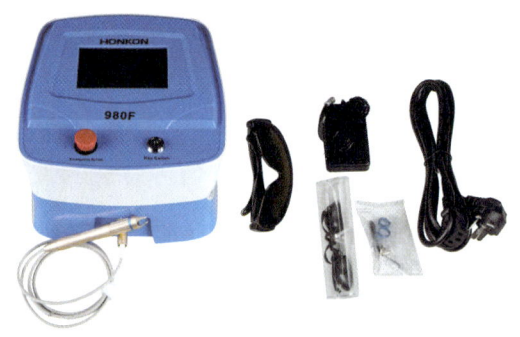

红血丝美容仪 VR

▲ 图2-12-1 红血丝激光美容仪基本构造

(二)原理

红血丝激光美容仪波长是980 nm,能够有效治疗皮肤血管性疾病。适当地调节脉宽(即时间)可以获得合适的能量密度,通过光热作用于病变靶组织——红血丝。高温(达到75℃以上)可以将病变血管中的血红蛋白热凝固,封闭病变血管,使红血丝减少或消失。

二、美容应用范围

血管性皮肤问题。如单纯性毛细血管扩张症、蜘蛛网状红血丝、线状红血丝、扁平(突起)樱桃状脉管瘤等。

三、规范操作程序

(一)物品准备

红血丝激光美容仪及配件、《术前知情同意书》、一次性手套及口罩。

(二)顾客准备

(1)卸妆并做好治疗部位清洁。

(2)签订《术前知情同意书》。

(3)术前拍照并留存(正面1张+侧面2张)。

(4)顾客平躺并佩戴激光防护眼罩。

红血丝美容仪 操作视频

(三)仪器操作步骤流程及操作要领

(1)先将各参数调到最低档,将治疗头垂直紧贴于皮肤,与皮肤接触端倾斜45°,通过按下状态调节按钮进入准备状态,踩下脚踏开关或按下手具出光按钮,在治疗部位逐渐移动手具治疗头,询问顾客感受。正常情况下顾客应有轻微刺感和明显热感,并伴有红血丝即刻消失症状;如无感觉,上调仪器参数(10个单位左右)。

(2)若治疗部位红血丝即刻消失,此时即为治疗终点。按照此参数继续做治疗。

(3)如顾客感觉异常,应立即停止治疗。观察皮肤治疗反应是否过重。如过重,应适当降低出光能量或参数。

四、使用注意事项

(一)治疗过程

(1)顾客需佩戴专用激光防护眼罩,操作者需佩戴专用激光防护镜。

(2) 仪器在通电状态下,眼睛不可直视仪器出光口,以免造成不可逆转的永久性伤害。
(3) 在治疗过程中,操作者要不断询问顾客感受,以此决定适当加减仪器参数。
(4) 在治疗手具离开皮肤之前,应先关闭治疗手具开关或松开脚踏开关。
(5) 注意急停开关的使用。当发生紧急情况需要切断电源时,可直接按下急停开关。

(二) 治疗后护理

(1) 即刻冰敷半小时以上。
(2) 连续7天使用消炎、修复、预防色沉的护理产品。
(3) 洁面时选择可用于创面的温和型洗面奶。
(4) 7天内不可以剧烈运动,避免大量出汗,不可汗蒸。
(5) 做好防晒。
(6) 忌口,如烟、酒、辛辣刺激的食物,以及海鲜、牛肉、羊肉等发物。

五、案例对比

使用红血丝激光美容仪治疗皮肤红血丝前后出现的变化如图2-12-2所示。

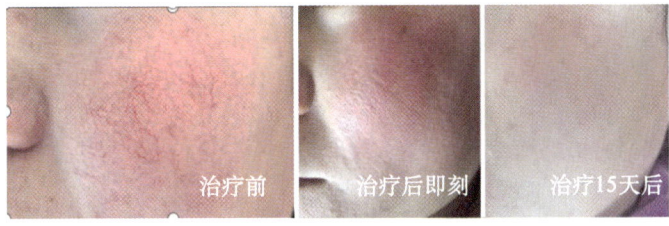

(a) 红血丝治疗前后

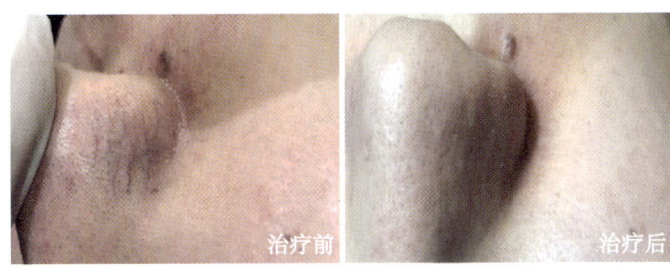

(b) 鼻翼部位红血丝治疗前后

▲ 图2-12-2 红血丝激光美容仪治疗皮肤红血丝前后对比

任务评价

思考题

1. 使用红血丝激光美容仪治疗后应该如何护理?
2. 红血丝皮肤应该如何做日常养护?

(赵继维)

任务十三 半导体激光脱毛仪应用

学习目标

1. 了解半导体激光脱毛仪的原理及美容应用范围。
2. 掌握半导体激光脱毛仪的操作规范和注意事项。
3. 具有安全操作意识,严格按仪器使用说明书规范操作。
4. 术前与顾客有效沟通,顾客不紧张,能配合完成操作。

情景导入

毛发脱除是较多女性选择的一种美容项目。在咨询的过程中,咨询师推荐王女士使用半导体激光治疗脱毛。王女士在前期攻略中了解到很多美容机构都在用强脉冲光进行脱毛治疗,王女士不知道该如何选择。

问题:半导体激光脱毛原理是什么?半导体激光脱毛与强脉冲光脱毛有什么技术区别?

学习内容

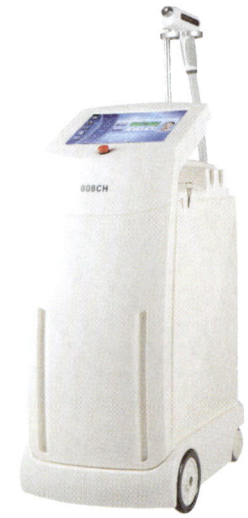

半导体激光脱毛仪 VR

▲ 图 2-13-1 半导体激光脱毛仪

一、基本构造与原理

(一)基本构造

半导体激光脱毛仪是专业治疗多余毛发脱除的激光类仪器。与强脉冲光仪器不同的是,光源输出为高能量、相干性的长波长激光,针对毛发脱除有更好的精准性和靶向性。整机由主机、手具、脚踏、电源线、门禁开关、钥匙开关组成,如图 2-13-1 所示。

(二)治疗原理

半导体激光脱毛仪常采用 808 nm 波长,能够有效穿透一定深度可达目标靶组织(毛乳头),适宜的脉冲持续时间,能够使靶组织产生足够的热损伤,而周围组织几乎不受影响;适宜的能量密度,能够保障在适宜的时间内提供足够强的能量输出,足以损坏靶组织,而正常组织几乎不受影响;适宜的表皮保护措施,使靶组织产生足够的损伤,而表皮几乎不受影响,从而保障治疗的安全性。在达到以上设计要求的同时,半导体激光脱毛仪使用特殊设计的多脉冲激光,在选用较低能量密度的模式下,将毛囊加热至75℃以上,通过治疗手具反复滑动,使毛囊因热凝固损伤,从而达到永久脱毛的目的。

二、美容应用范围

(1) 全身任何部位多余毛发的脱除。
(2) 皮肤美白。

三、规范操作程序

(一) 物品准备

激光治疗仪及配件、《术前知情同意书》、备皮刀、防护眼罩(镜)、一次性手套及口罩。

半导体激光脱毛
仪操作视频

(二) 顾客准备

(1) 用备皮刀将治疗部位毛发刮除。
(2) 签订《术前知情同意书》。
(3) 术前拍照并留存。
(4) 顾客平躺并佩戴激光防护眼罩。

(三) 仪器操作步骤及操作要领

(1) 先将仪器各参数调到最低档,将治疗头垂直紧贴于皮肤。按下状态调节按钮进入准备状态,踩下脚踏开关或按下手具出光按钮,在治疗部位来回滑动手具,询问顾客感受。正常情况下顾客应有轻微针刺感和明显热感;如无感觉,可适当上调仪器参数。

(2) 如顾客感觉异常,应立即停止治疗。观察治疗后皮肤反应是否过重,如果过重,应适当降低出光能量或参数。

(3) 临床终点:①可闻到毛发煳焦的味道;②治疗部位发红、发热、有针刺感;③毛发浓密的部位会起红色小丘疹。

(4) 疗程设定:①腋下、发际线等为3~5次,每次间隔30天;②四肢以及身体为4~6次,每次间隔30天;③唇部以及面部为6~8次,每次间隔30~45天。

四、注意事项

(一) 治疗过程

(1) 顾客需佩戴专用激光防护眼罩,操作者需佩戴专用激光防护镜。
(2) 仪器在通电状态下,眼睛不可直视仪器出光口,以免造成永久性伤害。
(3) 在治疗过程中,操作者要不断询问顾客感受,以此决定适当加减仪器参数。
(4) 在治疗手具离开皮肤之前,应先关闭治疗手具开关或松开脚踏开关。
(5) 注意急停开关的使用。当发生紧急情况需要切断电源时,可直接按下急停开关。

(二) 治疗后护理

(1) 冰敷。
(2) 涂抹脱毛护理液,目的是消炎、修复、预防色沉、抑制毛发生长、预防毛囊炎。

(3) 24小时之内治疗部位保持干燥,不可以沾水,7天之内不可以用清洁剂搓洗治疗部位,不能用太热的水清洁。

(4) 7天内不可以剧烈运动,避免大量出汗;不可汗蒸。

(5) 做好防晒。

(6) 忌口,如烟、酒、辛辣刺激的食物,以及海鲜、牛肉、羊肉等发物。

五、案例对比

使用半导体激光脱毛仪治疗前后出现的变化如图2-13-2所示。

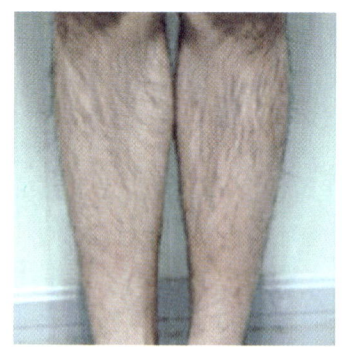
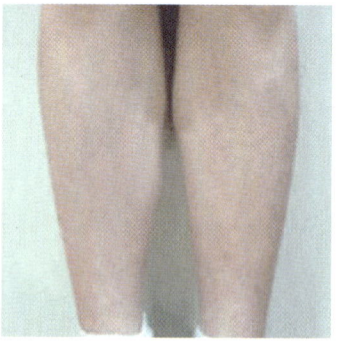
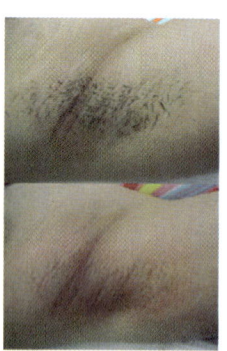

(a) 小腿脱毛前后　　　　　　　　　　(b) 腋下脱毛前后

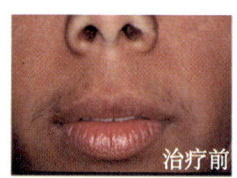
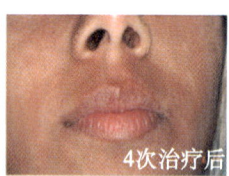
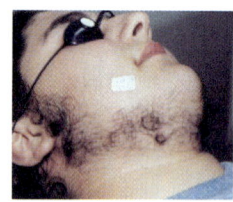
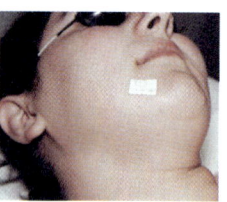

(c) 脱唇毛前后　　　　　　　　　　(d) 脱络腮胡前后

▲ 图2-13-2　半导体激光脱毛仪治疗前后对比

任务评价

思考题

1. 半导体激光脱毛仪是如何脱毛的?
2. 激光脱毛会不会影响排汗?
3. 激光脱毛为什么要分几次进行处理?

(赵继维)

任务十四 红蓝光美容仪应用

学习目标

1. 了解红蓝光美容仪的原理及应用范围。
2. 熟悉红蓝光美容仪的规范操作程序。
3. 熟知红蓝光美容仪4种波长的主要用途。
4. 注意保护顾客的隐私部位,操作过程中做到耐心、细心。

情景导入

小郭是大二的学生,面部反复的痘痘让她很苦恼。在美容机构治疗的过程中,医生建议小郭每周照红光和蓝光。几次的治疗之后,小郭的痘痘改善了很多,皮肤红斑也逐渐消失。

问题:红光和蓝光为什么能改善痤疮?红蓝光治疗仪使用的红光和蓝光的波长各是多少?

学习内容

一、基本构造与原理

(一) 基本构造

红蓝光美容仪不是激光,也非强脉冲光,但和强脉冲光共同之处在于仪器所发射的红、黄、蓝光也是复合光谱,在促进皮肤修复、舒缓炎症、痤疮治疗方面发挥着重大的作用。结构如图2-14-1所示。

(二) 原理

红蓝光治疗,又称光调作用,是指某种激光发射低能量的光能,能量并不以热能的形式传递,而全被组织中的细胞和色基吸收,产生靶细胞的光激活作用。

在细胞水平,光调作用可调节成纤维细胞增殖、胶原和前胶原的黏附和合成、促进血管生成、刺激巨噬细胞和淋巴细胞等,以及促进各种生长因子的产生。

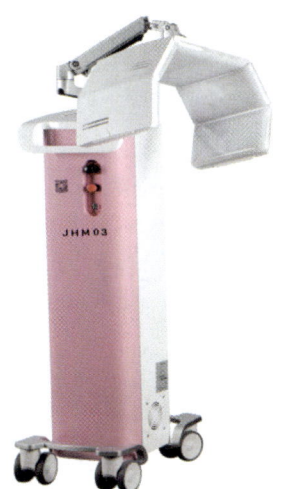

红蓝光美容仪VR

▲ 图2-14-1 红蓝光美容仪

红蓝光美容仪主要使用以下 4 段光谱。

(1) 蓝光波长为(415±10)nm,具有迅速抑制炎症的功效,能够在皮肤组织毫无损伤的情况下,高效破坏痤疮丙酸杆菌,在短时间内使痤疮明显减少,得到治愈。

(2) 红光波长为(630±10)nm,具有较强的穿透能力,能穿透深达 2~5 cm 的真皮,加快细胞组织的呼吸和新生,从而改善微循环,加速肉芽组织生长及溃疡皮损的愈合,令肌肤重现饱满、紧致。

(3) 红外光波长为(830±10)nm,主要用于嫩肤。

(4) 黄光波长为(690±10)nm,主要用于皮肤敏感的改善。

二、美容应用范围

(1) 治疗痤疮。

(2) 修复敏感肌肤。

(3) 增强皮肤代谢和吸收。

(4) 促进皮肤的修复及伤口愈合。

三、规范操作程序

(一) 物品准备

激光防护眼罩、一次性洁面巾、《术前知情同意书》。

(二) 顾客准备

(1) 卸妆并做好患处清洁。

(2) 签订《术前知情同意书》。

红蓝光美容仪操作视频

(三) 仪器操作步骤及操作要领

1. 操作步骤 签订《术前知情同意书》→治疗部位清洁→治疗前拍照→备皮→治疗→治疗后护理。

2. 操作要领

(1) 将洁面巾展开后竖折 4 折放于顾客眼部,遮挡光源。

(2) 将眼罩放置于竖折后的洁面巾上,避免在红蓝光照射过程中刺激顾客眼睛。

(3) 操作中需要注意:调整红蓝光面罩的角度与面部平行,从而保证照射出的光线与治疗部位垂直,达到最好的疗效。

(4) 开机,根据不同的适应证或者用途(如嫩肤、美白、去斑、痤疮等),选择合适波段的光进行照射,照射时间一般为 15~20 分钟。

(5) 操作结束后先关机,将设备归位后,再摘下激光防护眼罩和一次性洁面巾。

(6) 术后护理:根据皮肤情况进行后续治疗或基础护肤即可。

3. 治疗后护理

(1) 保湿:使用红蓝光美容仪祛痘之后一定要做好保湿,每天早晚敷保湿型面膜和相应修复原液进行护理。

(2) 做好防晒:很多人在使用红蓝光美容仪做完美容之后,发觉自己变黑了,这是由于防晒没有做到位。治疗本身不影响防晒霜的使用,在外出时最好用防晒伞、戴宽檐帽、涂抹物理防晒霜。

四、使用注意事项

(一) 治疗过程

(1) 在治疗过程中顾客会有微热感觉,治疗后会有皮肤微微发红的现象,这些属于正常现象。

(2) 每次治疗时间为 15~20 分钟,间隔 2~3 天可以治疗 1 次。

(二) 禁忌证

(1) 孕妇和哺乳期的女性。

(2) 1 个月内日光曝晒人群。

(3) 光过敏体质人群。

(4) 半个月前或正在服用光敏感性药物(如维 A 酸类、四环素等)的人群。

(5) 严重高血压、糖尿病、心脏病人群。

(6) 正在使用激素类产品的人群。

(7) 患有皮肤传染性疾病的人群。

五、案例对比

使用红蓝光美容仪治疗前后出现的变化如图 2-14-2 所示。

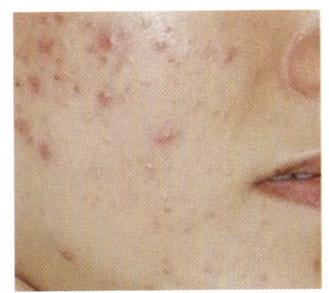
治疗前

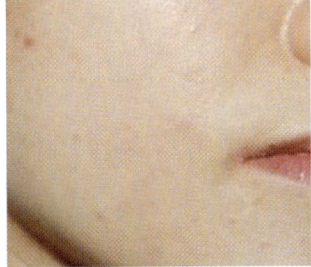
治疗后

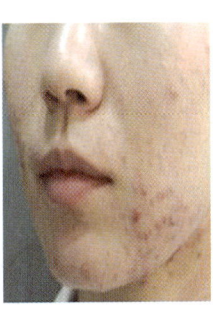
治疗前

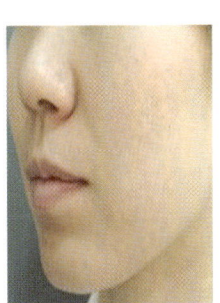
治疗后

▲ 图 2-14-2 红蓝光美容仪治疗痤疮前后对比

任务评价

一、判断题

1. 红蓝光美容仪治疗后有皮肤微微发红的现象,这些属于正常现象。(   )
2. 光过敏体质的人禁用红蓝光美容仪治疗。(   )
3. 红蓝光美容仪治疗后要注意保湿、防晒。(   )

二、思考题

1. 红蓝光美容仪的原理是什么?
2. 红蓝光美容仪在美容方面有哪些应用?
3. 红蓝光美容仪使用时有哪些注意事项?

(辛巧霞)

单元三

身体调理类仪器

任务一　美体综合仪应用

学习目标

1. 了解美体综合仪的原理及应用范围。
2. 掌握美体综合仪的使用注意事项。
3. 操作中及时与顾客沟通,避免紧张不适或操作不当对顾客造成的伤害。
4. 能够根据顾客需求及承受力,根据不同部位的肥胖、松弛程度,选择合适参数和能量。

情景导入

产后妈妈赵女士最近因为身材和体质问题产生了很大的烦恼,整日沉闷,尝试了很多方法发现都没办法恢复如初。在家人的支持下,赵女士选择了一家专业的产后康复机构。在塑形操作过程中,赵女士体验了多台仪器,其中美体综合仪最受赵女士喜爱。经过多次治疗赵女士松弛的体态改善明显。

问题:美体综合仪通过什么原理实现纤体塑形? 美体综合仪有哪些核心技术? 美体综合仪适用部位有哪些?

学习内容

一、基本构造与原理

(一) 基本构造

如图3-1-1所示的美体综合仪有4种不同技术,分别是螺旋机械滚轮、真空负压、单双极射频、红外线。实现了纤体塑形、体围缩减、消减脂肪团、紧致皮肤的效果,真正达到塑形与减脂同步进行。

美体综合仪配备2种大治疗手具和2种小治疗手具(图3-1-2),专门用于不同部位的美容需求,比如眶周、口周、面颊等特别部位的针对性美容,高效提升美容效率和顾客的舒适度。其中,滚轮工作模式、射频功率(2.64 MHz 电源)、射频频率、吸附频率、红外线能量均可调节,因此,针对不同靶组织可选择最合适的能量密度输出和频率输出。

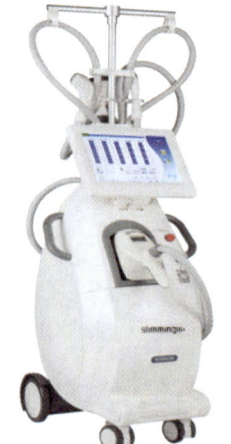

美体综合仪VR

▲ 图3-1-1　美体综合仪

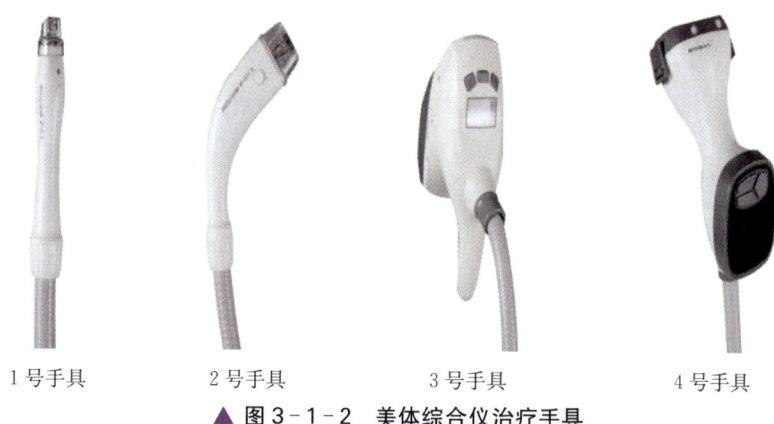

| 1号手具 | 2号手具 | 3号手具 | 4号手具 |

▲ 图 3-1-2　美体综合仪治疗手具

(二) 仪器原理

1. **滚轮机械按摩**　美体综合仪两把大治疗手具均有滚轮按摩的作用,旋转式滚轮具有明显的机械挤压作用,加速了对皮肤组织的揉捏。滚轮机械按摩作用(滚动及提升)可促进部分代谢废物、凋亡细胞及外来异物的排除;同时促进组织的微循环,从而改善皮肤观感、恢复皮肤质地、减少皮下脂肪堆积。另外,旋转式滚轮的按摩功能让皮肤和肌肉得到充分的放松和休息,缓解皮肤和肌肉的疲劳和疼痛。此时如果同时输出射频能量和红外线能量,顾客的舒适感将成倍增加。

2. **真空负压吸附**　手具的负压吸力输出为 20~80 kPa,可将各种皮肤组织的各个层次充分吸附到双极射频之间,使射频能量更有效地达到皮下组织(脂肪层);同时,负压的吸附作用促进了血液循环,大大改善局部组织的新陈代谢;负压的吸附作用还能让皮肤和肌肉得到充分的放松,缓解皮肤和肌肉的疲劳。

3. **双单极射频热融**　两把小手具配有双极射频技术,发射正弦波 2.64 MHz 射频能量,在皮下组织可产生 X、Y、Z 三种轴柱状分布,此时组织温度升高,脂肪分解酶的活性增强,使脂肪细胞内的甘油三酯充分释放出来;甘油三酯在脂肪酶的作用下,裂解为脂肪酸和甘油,随着新陈代谢排出体外。采用单极射频模式且设计为双单极模式,单极的射频能量穿透得更深,只有单极才有脂肪消融作用;而且单极及正弦波的 2.64 MHz 射频能量更适合于结缔组织慢性炎症的缓解和治愈。

4. **红外线照射**　手具可发射 700~2 000 nm 波长(最大 20 W)的红外线,能够穿透整个皮肤层,具有扩张血管、促进血液循环、加速淋巴循环、提高局部组织血氧饱和度的功效;同时,该波段光谱能够加速皮下脂肪组织的代谢,起到促进皮下脂肪消融的作用,具有良好的辅助减肥、瘦身功效。

二、美容应用范围

(1) 纤体塑形。包括面颈部、四肢、腹部及臀部纤体,面部、胸部、臀部皮肤紧致提升,产后及吸脂术后形体恢复。

(2) 消除橘皮样病变。

(3) 瘦身减脂。消减脂肪团,减少赘肉;改善皮肤松弛,消除双下巴,瘦脸。

(4) 紧肤。强化紧致皮肤,增加皮肤弹性,改善橘皮纹及产后妊娠纹等。

美体综合仪操作视频

(5) 舒压。舒筋活血,促进血液循环,缓解肌肉紧张、疲劳、酸痛,缓解皮肤水肿,改善黑眼圈和眼袋。

(6) 刮痧。促进排毒,促进淋巴和血液循环,如促进小腿淋巴排毒、腹部结肠排毒。

(7) 按摩。替代人工按摩。

三、规范操作程序

(一) 操作前

(1) 咨询。通过询问了解顾客需要处理的皮肤部位、对效果的期望、是否接受过其他治疗、是否为禁忌人群,了解顾客的生活和饮食等生活习惯。

(2) 确认处理方案并签署知情同意书。根据顾客的肥胖和皮肤的松弛程度,确定处理方案。与顾客沟通体验性操作中的感受和能达到的预期效果。如果顾客确认体验性操作的效果,则签署知情同意书。

(3) 填写档案。将顾客的相关情况详细填写在处理档案表上,确保档案每一项填写完整,并根据顾客的需求以及肥胖和皮肤松弛程度制定处理疗程,请顾客亲自确认后签字并拍照存档(包括顾客正面、侧面和斜面的照片),便于后期的跟踪处理,以期达到最佳效果。

(4) 操作准备。操作前准备好所需物品,包括仪器、手具、介质油等。

(5) 清洁处理部位。

◆ 清洁处理部位:操作前需要清洁处理操作部位,清洁后使用无菌纱布轻轻将表皮残留的水分擦干,保持干爽状态。

◆ 清洁治疗探头:操作前10分钟对接触皮肤的镜筒用乙醇消毒,以免形成交叉感染。

◆ 备皮:清理过长的毛发,由于治疗手具上有滚轮,所以处理部位不得有长于1 cm的毛发,避免操作时卷入滚轴中引起顾客的不适和手具的损坏。

(6) 调节参数。开机进入操作界面,根据顾客的需求、处理部位的肥胖、松弛程度及承受能力选择合适的参数和能量,根据处理面积的大小选择合适的手具和操作模式。体验操作时的感觉,开始操作时应使用低能量,顾客容易接受。如果顾客只是为了放松和缓解疲劳,同时促进淋巴排毒,则可选择2号手具中的模式3,即红外线滚轮+吸附模式。亦可根据处理部位的大小,使用3号或4号手具进行按摩。

(二) 操作中

均匀涂抹精油,开始从低能量调起,时刻询问顾客的感受,根据顾客的耐受度来调节能量和参数。操作时手具应贴紧皮肤,不可虚接。注意不要用力压住皮肤,会导致手具在皮肤上移动困难,使局部感觉发烫,降低顾客舒适度。但是一般不会有任何副作用,避开很热的部位继续操作即可。

提示：在操作的过程中会有出汗情况,因为美体综合仪有很强的疏通经络和排毒功效。

(三) 操作后

操作后,操作部位有明显的红、热和组织收紧感。如果采用射频处理,则顾客会感觉热量是由内而外的。在经过舒适且完整的操作后,顾客会发觉当天的排尿量增加,因为促进了脂肪组织代谢,脂肪细胞溶解后被淋巴系统排泄所致。

(四) 疗程及效果

(1) 腹部、大腿收紧提升,提臀。

◆ 疗程设置:7 天 1 次,6～8 次为 1 个疗程。根据不同部位,1～2 个疗程可达到满意效果。

◆ 操作终点:肉眼可见皮肤发红发热,处理部位有紧致感。使用皮肤温度测试仪测试皮肤温度达到 41℃可持续 3～5 分钟,42℃可持续 2～3 分钟。处理部位火辣辣的感觉持续 30～60 分钟。

◆ 效果:大腿围平均减少 4.18 cm,臀围平均减少 5.73 cm,腹围平均减少 5.86 cm,平均效果可以减少 1.5～9 cm。在疗程结束后,肤质上的改变也是非常明显的,约 65%的橘皮组织可以有效地被去除。当然,由于个体差异,其效果也会有差异,但许多案例已证明可以达到快速塑身的效果。

◆ 操作方法:选择 3 号手具,模式 4(红外线＋射频＋机械滚轮＋真空负压)。能量输出强度、射频功率从低调起,吸附频率 1～4。然后根据顾客的耐受度来增加能量,操作至皮肤发红、发热为止(根据人体淋巴循环走向操作其效果会更突出),如图 3-1-3 所示。使用红外线皮肤温度测试仪测量表皮的温度在 40℃以上能够持续 2～3 分钟为最佳,单侧治疗需 20～40 分钟。

(2) 减压和缓解疲劳,疏通背部经络。

◆ 疗程设置:操作间隔为 3～5 天 1 次,没有严格周期,根据顾客身体状况及意愿而定。

◆ 操作终点:肉眼可见皮肤发红发热,处理部位有火辣辣的感觉,不再出痧为止。

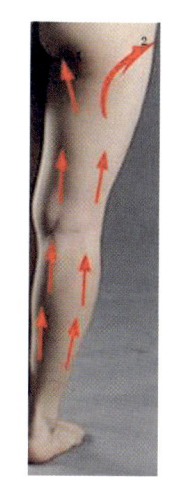

▲ 图 3-1-3 根据人体淋巴循环走向进行操作

◆ 效果:刮痧、促进排毒,促进淋巴和血液循环,以及小腿淋巴排毒、腹部结肠排毒。

◆ 操作方法:根据处理区域面积大小选择 3 号手具或 4 号手具,模式 3(红外线＋机械滚轮＋真空负压)。能量强度从低调起,根据顾客的耐受度逐步增加能量,吸附等级 1～4。根据经络(淋巴循环)走向进行操作,操作至皮肤发红、发热、出痧为止,如图 3-1-4 所示。或者用定点的方式来操作,至皮肤发红、发热、出痧为止。

四、使用注意事项

(1) 仪器的手具只可适用于人体健康部位,除外上眼睑、喉部、口腔内部、耳、黏膜层、乳头和生殖器。

(2) 在处理区域内不允许有任何如衣服、毛发等易被滚轮卷入的物质。

(3) 为了安全,操作者在使用滚轮时一定要把头发扎起,

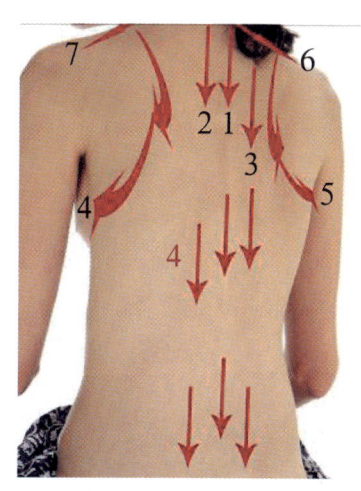

▲ 图 3-1-4 根据经络(淋巴循环)走向进行操作

并将顾客的头发用毛巾包裹起来。

（4）操作前依据需要作用的部位选择相应的手具进行安装,确认手具安装无误。

（5）均匀将润滑油(身体按摩基础油)涂抹于操作部位,并根据仪器操作需求随时补充。

（6）操作时手具一定要贴紧皮肤,确保手具窗口完全将皮肤吸附,保证全面接触,否则会使顾客产生电击感。

（7）当操作皮下脂肪较少的部位(前额、鼻)时,根据顾客的耐受程度,将参数值适当降低。

（8）锰缺乏症的顾客,不要在颧骨上做真空负压治疗。

（9）曾做过金丝植入及组织填充(凝胶状)的人群,在做射频时先用低能量体验性操作,且密切观察及询问顾客感觉,顾客只要有温热的感觉即可。如顾客有任何不适,应立即停止操作。

（10）手具离开皮肤之前应先关闭手具开关或脚踏开关。

（11）操作部位安装假体时,进行操作要避开此部位。

（12）女性生理期间建议停止美容仪器的操作。

（13）建议在餐后1小时接受美容仪器的操作。

五、案例对比

使用美体综合仪对上肢收紧提升效果见图3-1-5。

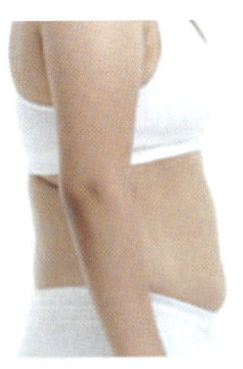
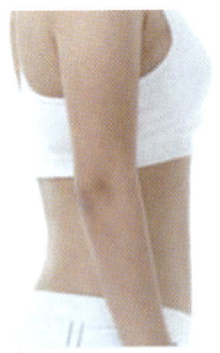

▲ 图3-1-5 使用美体综合仪对上肢收紧提升效果

任务评价

一、单选题

1. 美体综合仪＿＿＿＿还能让皮肤和肌肉得到充分的放松,缓解皮肤和肌肉的疲劳。（ ）
   A. 双单极射频热融　B. 负压吸放作用　C. 红外线照射　　D. 滚轴机械按摩

2. 美体综合仪的美容应用范围包括纤体塑形、＿＿＿＿、瘦身、紧肤、舒压、刮痧、按摩。（ ）
   A. 消减脂肪团　　B. 术后修复　　C. 消除橘皮样病变　D. 促进排毒

3. 美体综合仪操作前准备好所需物品,包括＿＿＿＿。（ ）
   A. 仪器、探头、营养精油　　　　　B. 仪器、手具、介质油
   C. 仪器、手具、营养精油　　　　　D. 仪器、探头、介质油

二、思考题
1. 简述美体综合仪的原理。
2. 美体综合仪有哪些使用注意事项?
3. 美体综合仪有哪些美容应用范围?

（杨国峰　蔚　东）

任务二　腹臀减脂仪应用

学习目标

1. 掌握腹臀减脂仪的使用注意事项及美容应用范围。
2. 能够规范操作腹臀减脂仪。
3. 尊重顾客,注意保护顾客隐私。

情景导入

张先生经营着一家减肥机构,通过项目考察了解到腹臀减脂仪治疗局部肥胖效果理想。张先生亲自体验腰腹部后,发现一次治疗腰围变化明显,治疗过程清凉且舒适,随即上线了腹臀减脂的项目。

问题:腹臀减脂仪的原理是什么?腹臀减脂仪适用部位有哪些?

学习内容

一、基本原理

腹臀减脂仪是通过非侵入性冷冻瘦身仪器(图3-2-1),精确地将冷冻能量输送到指定的溶脂部位,指定部位的脂肪细胞在受冷达到特定的低温后,其甘油三酯由液态转化为固态,即冰晶老化,通过新陈代谢排出体外,体内脂肪逐渐减少,从而达到局部溶脂塑身效果。

1. 冷冻溶脂的产生　人们早已发现,当局部受到寒冷侵袭或冻伤会导致局部脂膜炎,持续时间较长的局部组织冷却可以诱发选择性的局部脂肪细胞消减。

2. 低温的传播　通过非侵入性冷冻能量传导装置,可精确地将冷冻能量输送到指定的溶脂部位。脂肪细胞在受冷达到特定的低温后,甘油三酯由液态转化为固态,让脂肪细胞刚好达到冻结的结晶点上。

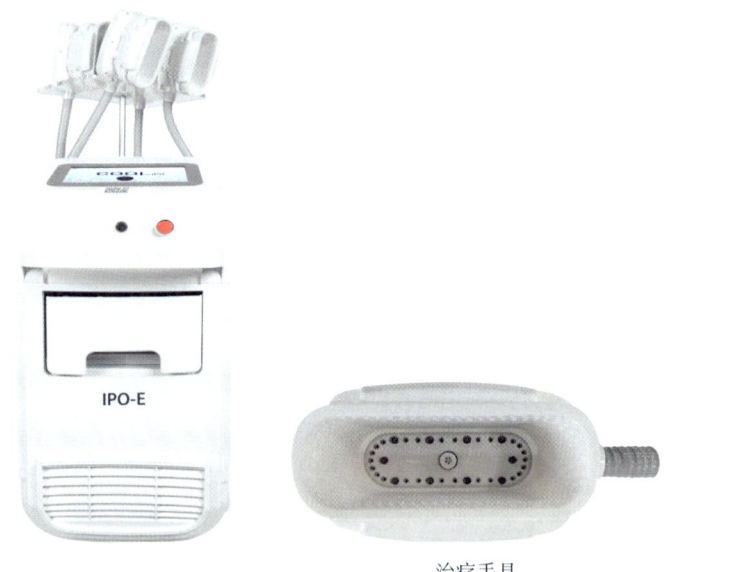

腹臀减脂仪 VR

IPO-E

治疗手具

▲ 图 3-2-1 腹臀减脂仪

3. 脂肪细胞的转化　呈冰晶的脂肪细胞通过新陈代谢的步骤而逐渐凋亡；脂肪细胞开始代谢，经由自然的炎症代谢过程，通过淋巴系统或血液流动消除死亡的脂肪细胞；30～90 天后，体内脂肪逐渐减少，随之脂肪层减少。

4. 冷冻的生物效应

（1）机械效应：低温可致组织细胞内外水分形成结晶，导致机械性或致死性损伤。

（2）低温效应：通过冷冻的低温作用，引起血管收缩、血流减慢，可致血管内皮肿胀、坏死，血栓形成，故治疗中可能会稍有刺痛、疼痛或痉挛，操作结束时可致暂时性的发红、冰冷、瘀青。

（3）化学效应：细胞内外冰晶形成，可使组织内电解质浓度升高或酸碱度发生变化，导致细胞中毒死亡。

（4）生化代谢效应：低温可致细胞生物膜结构破坏，通透性增加，导致细胞代谢障碍，甚至细胞死亡。

二、美容应用范围

1. 腹臀部针对性瘦身　如侧腰、正腹、臀下线、"妈妈臀"等，不考虑进行手术抽脂的顾客，利用冷冻溶脂的低温效应，可将腹臀部位的脂肪细胞数量减少，脂肪厚度变薄。

2. 局部可捏起的脂肪及明显的脂肪团部位的塑形　利用冷冻溶脂的低温效应，可将局部指定部位（如背部脂肪、大腿、上臂等）的脂肪细胞数量减少，脂肪厚度变薄，从而达到局部的塑形。

3. 红外线对组织的影响　冷冻溶脂设置中的红外线可促进血液循环及新陈代谢，提高血氧含量。

4. 冷冻减脂的效果　一般在使用后 3 周左右后即可看到变化，1 个疗程后脂肪减少 20%～25%，尺寸减小 3～7 cm，多数顾客通常接受 1～2 次美容仪后就会显著看出脂肪厚度的减少。只要顾客能保证正常的饮食和运动习惯维持体型,将可保持长期而稳定的效果。

三、规范操作程序

（一）操作前

1. 咨询　与顾客进行充分的沟通,以询问方式了解顾客的具体情况、对疼痛的耐受程度及期望效果等;掌握顾客脂肪状态和减肥心理,初步判断能达到的预期效果并与顾客做好充分的沟通。通过询问确定此顾客是否为禁忌人群,签署知情同意书。

腹臀减脂仪
操作视频

2. 观察　根据顾客诉说的情况仔细观察脂肪厚度、体积、重量及处理面积大小,综合分析评估并做出正确的判断,并与顾客沟通确定处理方案。

3. 建立档案　在为顾客做完相关咨询后,将相关情况详细填写在档案表上。注意一定用卷尺测量处理部位尺寸、体重,便于与后期的处理效果进行比较,方便跟踪处理及进一步调整处理方案。

4. 选择正确的手具　处理面积大时,选择2把大面积手具;处理面积小时,选择2把小面积手具。一定用2把大小相等的手具保证对称,操作前10分钟应对手具探头进行消毒,以免交叉感染。

5. 备皮　操作前需将顾客处理区清洗干净,建议配合注氧美容仪做深层清洁。

6. 开机运行　将电源插头接入接地良好的三芯电源插座,钥匙插入开关,顺时针旋转90°至开启状态。仪器通电运转,进入开机界面。

（二）操作中

1. 调节参数　操作者根据顾客处理部位、脂肪厚度、耐冷情况、特殊要求及要达到的效果,选择合适的手具和参数。

2. 试操作　调节好参数后试做是必要的。将手具窗口垂直紧贴测试部位皮肤,待5～10秒后,观察皮肤反应和询问顾客感觉。在正常情况下,顾客有很强的凉感和吸力。如无感觉,可适当上调参数值,直至调节到正常反应则可以进行大面积的操作。

3. 开始操作　试做后,将手具窗口垂直对称紧贴需要溶脂部位皮肤持续30～60分钟。

4. 操作观察　操作要进行到操作终点(皮肤变为苍白色、瘀青、红肿并持续数分钟或数十分钟)方可停止,边操作边观察边询问。

5. 调整参数　根据操作部位不同,按顺序进行操作。当操作脂肪厚度比较薄的部位时应适当降低参数。

6. 异常处理　如顾客感觉异常,应立即停止,观察皮肤操作后反应是否过重。如果过重,适当降低能量或参数。

（三）操作后护理

（1）操作完毕,对处理部位进行清洁。

（2）多喝水、多运动,多吃利于代谢的蔬菜、水果。饮食要规律,禁止暴饮暴食,少吃油腻的油炸食品。

（3）操作后4～6小时不洗热水澡。

（4）处理部位禁止过度揉捏及强烈刺激。

四、使用注意事项

（1）仪器操作环境，避免离热源太近，保证通风良好和温湿度适宜。

（2）该仪器的手具适用人体适宜健康部位，除外上眼睑、喉部、口腔内部、耳、黏膜层、乳头和生殖器。

（3）操作前依据需处理的部位选择相应的手具进行安装，确认治疗手具安装无误。

（4）操作时手具一定要贴紧皮肤，确保处理窗口完全将皮肤吸附，保证全面接触。

（5）当用于脂肪厚度比较薄的部位时，应根据顾客的耐受程度将参数值适当降低。

（6）曾做过金丝植入及组织填充（凝胶状）的人群，在操作时应进行能量试做，并密切观察及询问顾客感觉。如顾客有任何不适，应立即停止操作。

（7）手具离开皮肤之前，应先关闭手具开关或脚踏开关。

（8）注意急停开关的使用。当发生紧急情况需要切断电源时，可直接按下急停开关。

（9）操作时，要避开安装假体部位。

（10）女性生理期间建议停止操作。

（11）建议餐后 1 小时方能操作。

（12）不良反应。处理部位可能会有发红的情况，会持续数分钟到几小时。还会出现局部瘀伤，但几周内会消退。某些顾客会出现处理部位的感觉不敏感，一般 1～8 周内会消退。

五、案例对比

使用腹臀减脂仪为顾客背臀部减脂的对比如图 3-2-2 所示。

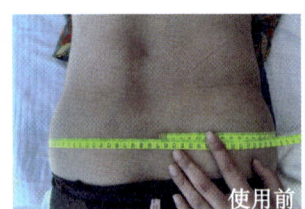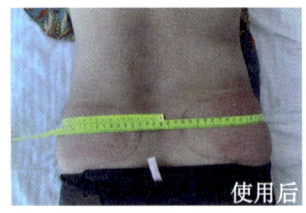

▲ 图 3-2-2 腹臀减脂仪使用前后对比

任务评价

一、单选题

1. 腹臀减脂仪操作后_____小时不洗热水澡。（   ）
   A. 2～4 B. 3～5 C. 4～6 D. 5～7

2. 腹臀减脂仪冷冻溶脂设置中的_____可促进血液循环及新陈代谢，提高血氧含量。（   ）
   A. 局部塑形 B. 低温减脂 C. 红外线 D. 紫外线

3. 腹臀减脂仪可致细胞生物膜结构破坏，通透性增加，导致细胞代谢障碍，甚至细胞死亡的生物效应是_____。（   ）
   A. 生化代谢效应 B. 低温效应 C. 机械效应 D. 化学效应

二、思考题
1. 腹臀减脂仪的使用注意事项有哪些?
2. 腹臀减脂仪有哪些美容应用范围?

(杨国峰　辛巧霞)

任务三　电子养生理疗仪应用

学习目标

1. 了解电子养生理疗仪的原理及美容应用范围。
2. 掌握电子养生理疗仪的使用注意事项及禁忌人群。
3. 能够规范操作电子养生理疗仪。
4. 具有安全责任意识,能为顾客提供舒适安全的服务。

情景导入

王女士是一位信息技术工作者,经常熬夜加班。近日她感觉脖颈僵硬、肩背不适、腰背疼痛。在美容院护理时,美容师给她推荐了电子养生理疗仪,并进行了肩颈的操作。做完项目后,王女士觉得以上症状得到了缓解,身体轻松了很多。

问题:电子养生理疗仪的原理是什么?电子养生理疗仪能解决哪些身体问题?

学习内容

一、基本构造与原理

(一) 基本构造

电子养生理疗仪一般由主机和操作手具、负极板组成,手具数量不等,大小不一(图3-3-1)。主机主要包括高频交流电源系统、控制板、冷却系统。

(二) 仪器原理

1. 电容性电移法　电容模式以表皮恒定常温、射频深层加热为核心技术,在确保肌肤舒适不受损伤的情况下,利用电容模式产生热能传导作用,直达皮肤深层。机体中的离子、带电胶体颗粒产生快速移动或震动,摩擦产生热能,同时在有极分子共振技术作用下,加热真皮层胶原组织。

当皮肤深层胶原组织的温度达到45~60℃时,自然产生立即性收缩,体内分泌更多新的

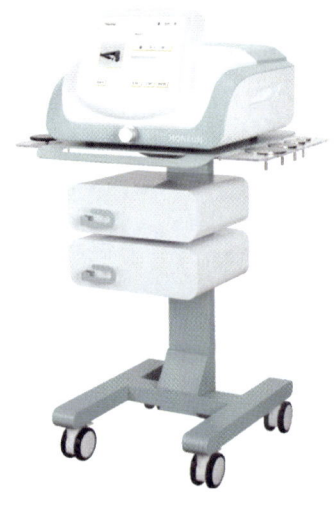

电子养生理疗仪 VR

▲ 图 3-3-1　电子养生理疗仪

胶原质来填补萎缩和流失的胶原蛋白的空隙，并进行重新排列，重建皮肤软支架，最终实现紧致肌肤，填平皱纹，恢复弹性和光泽的效果。

2. 电阻性电移法　电阻模式是把高频能量投射到人体内，从皮肤真皮层产生深部热，分解体脂肪，从而达到减肥的效果。高频电流向人体组织通电时，因其振动幅度非常小，所以几乎不产生离子运动现象，而且也不产生电气化学性的反应或电气分解现象。如果高频电流传导到人体，人体组织会发热。这是因为给人体施加高频电流时，每当电流改变方向，组成组织的分子就会产生振动现象，并产生相互摩擦而进行旋转扭曲及冲突运动，这种分子运动会使人体组织产生身体热量，这种热量叫作深部热。

电子养生理疗仪的原理如图 3-3-2 所示。

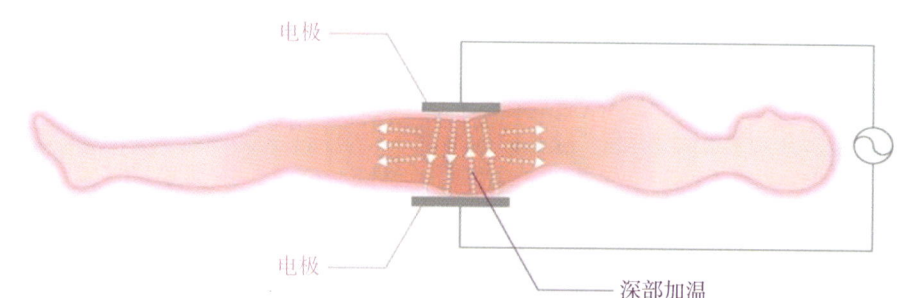

▲ 图 3-3-2　电子养生理疗仪的原理示意

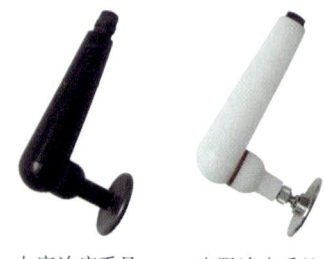

电容治疗手具　　电阻治疗手具

▲ 图 3-3-3　治疗手具

（三）仪器作用

1. 电容治疗手具　由电容系统所产生的反应，温度产生在皮下区域，作用深度为 3～5 cm（图 3-3-3）。绝缘层的聚酰亚胺阻绝了大部分热量（不会烫伤皮肤）。

电容模式的作用：作用于皮肤浅层组织，①改善橘皮组织、缓和肌肉的疼痛；②塑身；③提升紧致；④手术后护理、缩短治疗时间；⑤伤口的早期恢复，缩短内出血水肿期。

2. 电阻治疗手具　作用于深层组织。由电阻系统中产生的反应,集中在那些组织中有较高的电阻,例如骨骼,骨骼作为高密度区和低水含量,因此导致稳定上升更为显著。

电阻模式的作用:深部加温。①促进身体血液循环;②促进内脏脂肪分解;③改善寒证。

二、美容应用范围及作用

1. 改善亚健康

(1) 改善宫寒。

(2) 提高基础体温。

(3) 增强免疫力。

(4) 平衡细胞/调理脏腑功能。

(5) 减小内脏脂肪。

(6) 消除炎症/缓解疼痛。

2. 减脂塑形

(1) 美化身体曲线。

(2) 减脂。

(3) 减少橘皮组织。

3. 产后康复

(1) 盆底肌修复。

(2) 产后脱发。

(3) 淡化妊娠纹。

4. 运动损伤

(1) 消炎/缓解疼痛。

(2) 颈、腰椎康复。

(3) 踝关节扭伤。

(4) 肩周炎/膝关节修复。

(5) 运动疲劳恢复。

三、规范操作程序

(一) 物品准备

导电介质、一次性手套、口罩、《术前知情同意书》。

(二) 顾客准备

(1) 签订《术前知情同意书》。

(2) 术前拍照片及视频,留存建档(正面1张+侧面2张)。

(3) 顾客平躺并摘除手表、首饰等金属配饰。

(三) 仪器操作步骤及要领

1. 电阻模式操作方法

(1) 边确认步骤边操作。

(2) 选择治疗头插入手柄中,并将治疗头涂上导电介质。放置负极片于治疗位置的对立面。

(3) 将治疗头放置到要开始操作的部位,用左手固定,右手按"开始"键,由下向上打圈操

电子养生理疗
仪操作视频

作(同时,调节功率旋钮)。

(4) 操作结束时,用左手固定,右手按"停止"键停止。

(5) 使用电阻治疗头时,无须用力按压,让治疗头自然服帖。

(6) 请在平坦的位置开始或结束操作。

2. 电容模式操作方法

(1) 边确认步骤边操作。

(2) 在开始操作的部位用左手均匀涂抹导电介质。放置负极片于治疗位置的对立面。

(3) 右手直接握着手柄,按"开始"键开始。(同时,调节功率旋钮。)

(4) 从涂抹有精华蜜的位置开始进行操作,由下向上打圈操作。

(5) 操作结束时,治疗头从皮肤上拿起,右手按"停止"键停止。

四、电子养生理疗仪操作注意事项

1. 电阻模式注意事项

(1) 电阻手具开始操作,需要先将治疗头贴服放置于操作部位,再启动按"开始"键;结束时要先按"开始/停止"键,再拿开治疗头。

(2) 定点禁忌部位,如心脏、肚脐、颈动脉。

2. 电容模式注意事项

(1) 避免用锋利或尖锐的物体敲到或刮伤治疗头和回路板。如果治疗头表面有破损或划痕,不应再使用,务必更换新的治疗头。

(2) 不要使用乙醇消毒,消毒过程是有损害性的,以免损坏外壳的保护层。

(3) 不要在治疗头上施加过大的压力。

五、案例对比

使用电子养生理疗仪效果如图3-3-4所示。

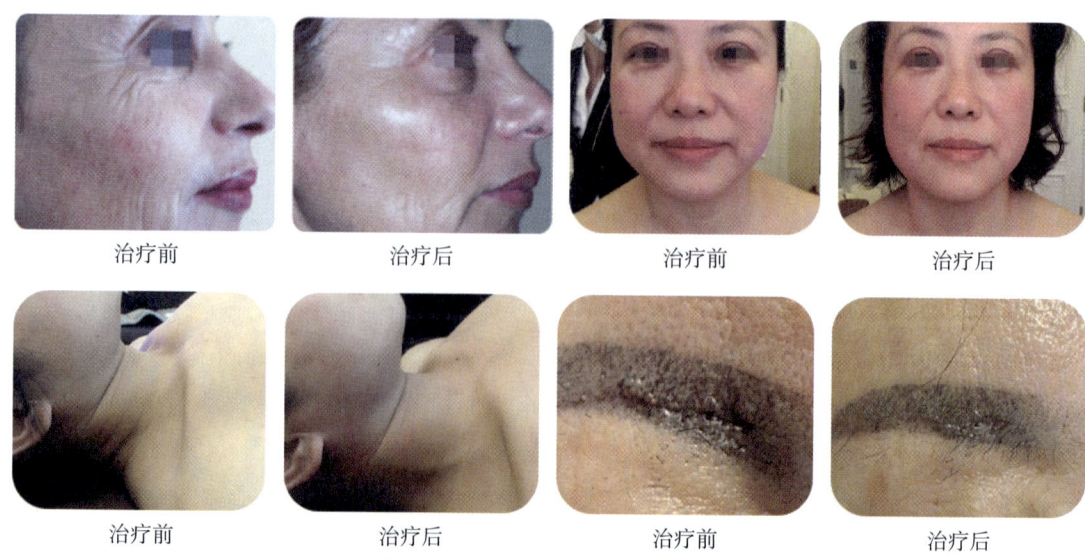

治疗前　　　治疗后　　　治疗前　　　治疗后

治疗前　　　治疗后　　　治疗前　　　治疗后

▲ 图3-3-4　使用电子养生理疗仪效果

任务评价

一、单选题

1. 电子养生理疗仪的原理有生物电流以及_____技术。（ ）
   A．紫外线 B．红外线
   C．射频   D．超声波

2. 电子养生理疗仪通过_____的刺激，使人体产生生物电，促进细胞活性，提高身体的免疫力和抗病能力。（ ）
   A．红外线   B．微电流
   C．真空负压 D．射频

3. 电子养生理疗仪如果产生轻微烫伤，请立即冰敷_____分钟以上。（ ）
   A．10 B．15
   C．20 D．30

二、思考题

1. 电子养生理疗仪有哪些美容应用范围？
2. 电子养生理疗仪有哪些使用注意事项？

（赵继维　龚　磊）

任务四　电磁波减脂增肌仪应用

学习目标

1. 了解电磁波减脂增肌仪治疗原理。
2. 熟悉电磁波减脂增肌仪的规范操作程序和使用注意事项。
3. 能够规范操作电磁波减脂增肌仪。
4. 遵守职业操守，严格把握适应人群、禁忌证。

情景导入

小刚是一位信息技术行业人员，长时间的久坐让他身材发福。办理的健身卡却因为不能坚持成了闲置。一次偶然机会让他在一家理疗机构体验了电磁波减脂增肌仪。这次体验带来的身体反应仿佛跑完了5公里，从此小刚爱上了电磁波减脂增肌仪，实现了躺着减脂增肌的梦想。

问题：电磁波减脂增肌仪的原理是什么？电磁波减脂增肌仪适用身体哪些部位？

学习内容

一、基本构造与原理

（一）基本构造

常用电磁波减脂增肌仪一般由主机和操作手具组成，手具数量一般有两个。主机主要包括高频交流电源系统、控制板、冷却系统（图3-4-1）。

（二）仪器原理

电磁波减脂增肌仪是使用高强度聚焦电磁能量刺激肌肉收缩的非侵入式身体塑形设备，它不仅可以增强肌肉，还可以促进代谢反应来分解脂肪。它有两个治疗头，可以单独（或同时）置于腹部或臀部。

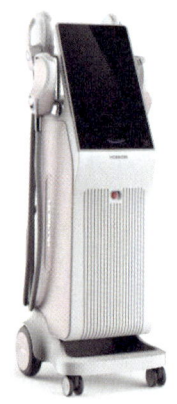

▲ 图3-4-1 电磁波减脂增肌仪

二、美容应用范围

腹部、臀部局部塑形、刺激肌肉生长、减少局部脂肪。

三、规范操作程序

（1）检查仪器的正常开机，调节参数。
（2）帮助顾客脱去身上的衣服，涂抹润滑精油。注意房间里的温度，不宜过冷。
（3）调节参数，先在操作者的治疗部位进行测试，了解输出能量是否合适。
（4）在做身体部位时，用身体部位绑带将手具完全贴合皮肤。
（5）设定治疗时间一般为30分钟。
（6）操作完毕，在操作区域敷上保鲜膜，15～20分钟之后清除保鲜膜，擦拭精油。

四、使用注意事项

（1）电磁波减脂增肌仪选择性地驱动运动神经元，不影响皮肤。
（2）电磁波减脂增肌仪是高频仪器，极容易出现频率过高，顾客舒适度降低，所以治疗前一定要先在操作者的治疗部位进行测试。
（3）治疗间隔周期根据顾客所需2～3天/次。

五、案例对比

使用电磁波减脂增肌仪治疗前后效果对比案例见图3-4-2。

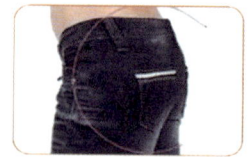

臀部增肌塑形的成效

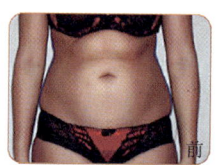
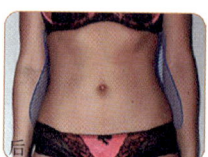

腹部减脂瘦身的成效

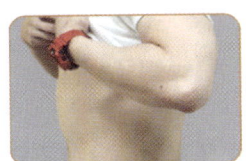 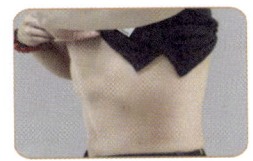 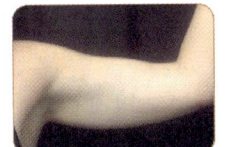 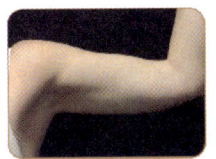

腹部增肌塑形的成效　　　　　　　　手臂减脂塑形的成效

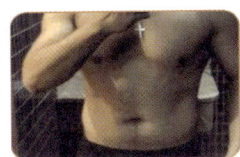 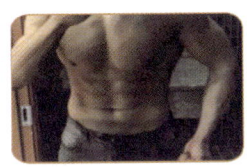 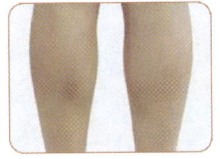 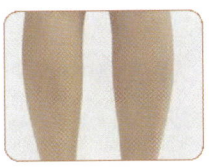

腹部增肌塑形的成效　　　　　　　　腿部减脂塑形的成效

▲ 图 3-4-2　电磁波减脂增肌仪效果

任务评价

一、判断题

1. 电磁波减脂增肌仪是高频仪器，治疗前一定要先在操作者的治疗部位进行测试。（　　）
2. 电磁波减脂增肌仪治疗头可以单独（或同时）置于腹部或臀部。（　　）
3. 电磁波减脂增肌仪设定治疗时间一般为15分钟。（　　）

二、思考题

1. 电磁波减脂增肌仪的原理是什么？
2. 电磁波减脂增肌仪适用身体哪些部位？

（王　涛　潘菲菲）

任务五　磁刺激盆底肌修复仪应用

学习目标

1. 了解磁刺激盆底肌修复仪的原理及美容应用范围。
2. 掌握磁刺激盆底肌修复仪的规范操作程序。
3. 能够规范操作磁刺激盆底肌修复仪。
4. 关心、爱护、尊重顾客，保护顾客隐私。

情景导入

一些产妇自然分娩后,饱受因为盆底肌松弛带来的漏尿困扰,小李也是其中一位。在一次闲聊中朋友推荐磁刺激盆底肌修复仪治疗盆底肌修复效果明显。小李随即到朋友推荐的美容机构进行若干次盆底肌治疗后,改善明显,体形也有一定的恢复。

问题:磁刺激盆底肌修复仪为什么能改善盆底肌损伤?

学习内容

一、基本构造与原理

(一) 基本构造

磁刺激盆底肌修复仪一般由主机和康复椅组成。主机主要包括高频交流电源系统、控制板、冷却系统(图3-5-1)。

(二) 原理

磁刺激是一种新型非创伤性的磁刺激神经系统的方法,利用时变的电流流过线圈产生时变的磁场,从而在组织内产生感应电流,使某些可兴奋组织产生兴奋的治疗技术。

这种磁刺激技术目前已被应用到盆底疾病和尿失禁的治疗中,利用线圈产生的脉冲磁场刺激运动神经,引起肌肉收缩,激活兴奋性或抑制神经通路,可改善盆底肌力不协调,强化功能区肌肉,治疗各类功能障碍及相关性疾病。

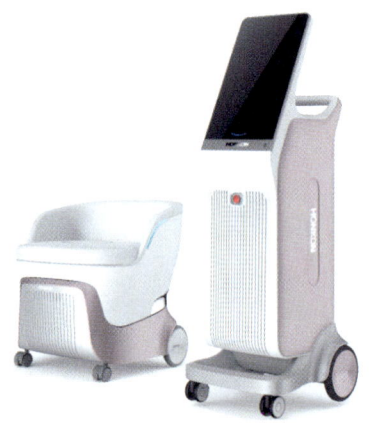

▲ 图3-5-1 磁刺激盆底肌修复仪

二、磁刺激盆底肌修复仪的美容应用范围

1. 女性作用范围

(1) 击退漏尿/渗尿/尿频/尿急/子宫/直肠脱垂及脱肛问题。
(2) 缓解便秘,收紧小腹。
(3) 矫正骨盆前倾/后倾。
(4) 提高盆底肌承托力。
(5) 缓解腰酸背痛。
(6) 促进产后修复。
(7) 恢复阴道肌肉张力。
(8) 增加绝经后阴道壁厚度和润滑度。
(9) 增加盆底的血流量和神经功能。
(10) 加强耻骨尾骨肌。

2. 男性作用范围

(1) 缓解腰酸背痛。
(2) 预防便秘。
(3) 有效增加勃起的时间及硬度。
(4) 降低患前列腺炎的风险。

(5) 减少夜尿的次数。
(6) 缓解滴尿/渗尿直至痊愈。

三、规范操作程序

(1) 检查仪器的正常开机,调节参数。
(2) 顾客直接坐在康复椅上即可,无须脱衣服。注意房间里的温度,不宜过冷。
(3) 调节参数,先在操作者的治疗部位进行测试,了解输出能量是否合适。
(4) 设定治疗时间一般为 30 分钟。
(5) 操作完毕,仪器使用完毕后应将电源关闭。

四、使用禁忌

(1) 严重心脏病及体内有金属植入物的顾客。
(2) 孕妇、处于生理期的女性。
(3) 未明确诊断病因的疼痛综合征。

五、注意事项

(1) 在治疗开始前,确保手机远离磁场线圈 30 cm 外。
(2) 在治疗过程中应注意观察顾客有无不良反应,如有不适,应立即关闭仪器停止治疗。
(3) 使用前确认线圈安装牢固,使用中避免拉扯线圈。
(4) 仪器使用完毕后应将电源关闭。

任务评价

思考题

1. 磁刺激盆底肌修复仪的原理是什么?
2. 磁刺激盆底肌修复仪的治疗范围是什么?

(王 涛 鹿 程)

任务六 艾灸仪应用

学习目标

1. 了解艾灸仪的原理及美容应用范围。
2. 掌握艾灸仪的操作程序及使用注意事项。
3. 关心、爱护顾客,遵守操作规范,保障顾客安全。

情景导入

赵女士近期因为工作忙,感觉浑身疲惫,面色较差,夜间也容易失眠。在美容院进行皮肤护理的时候,美容师了解到了赵女士的需要,推荐她体验了店里新上的艾灸项目。体验完毕之后赵女士感觉浑身轻松,夜间睡眠质量明显提高了。

问题:艾灸仪为什么有缓解疲劳的功效?

一、基本构造与原理

(一) 艾灸仪基本构造

艾灸仪是美容机构常用的理疗、养生类仪器,电子艾灸仪有操作简单、安全可靠的优点,其结构主要分为底座、支架、艾灸灯3个部分,如图3-6-1所示。

(二) 艾灸原理

艾灸仪符合中医灸法,能直接熏灼于体表穴位。配合部超艾灸仪本身热力,刺激局部穴位,促进局部血液循环的作用。产生的艾热刺激人体穴位或特定部位,通过激发经气的活动来调整人体紊乱的生理生化功能,从而达到效果。

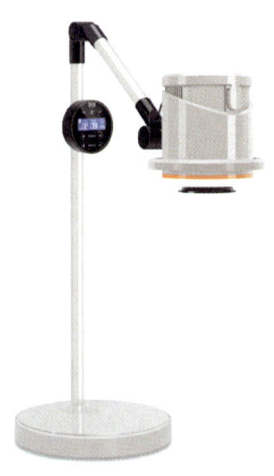

▲ 图3-6-1 艾灸仪

二、美容作用

艾灸仪是在艾灸的基础上,利用磁疗、微电子技术和计算机技术直接作用人体穴位的仪器,操作简便、功效全面。具有调和阴阳、活血化瘀、祛风散寒、疏通经络、强身健体、美容护肤等功效。

1. 出汗排毒,见效快 艾灸10分钟左右,头部会有汗珠渗出,甚至满头大汗,全身毛孔开放,皮肤汗腺的分泌排泄促进了皮肤毒素的排出,改善了皮肤的营养,促进了皮肤的新陈代谢。

2. 改善全身微循环 艾灸前身体内的微循环流速很慢,尤其是高血压、哮喘、肥胖、体弱者,艾灸后微循环加速,使全身皮肤变红,细腻光泽,面色红润。

3. 增强人体免疫功能,调节免疫力 例如增强抗病能力,有效地预防感冒等。

4. 易睡安眠 通过药物的渗透作用,使皮肤出汗,不会有洗桑拿时因为物理热效应带来的干渴烦躁的感觉,灸后易入睡,而且睡眠质量变好。

5. 促进肠胃蠕动,加强肠胃功能 艾灸可以促进肠胃的蠕动,习惯性便秘者有明显改善。

6. 降脂减肥 可以消耗体内的脂肪,达到减肥的效果。

7. 具有杀菌消炎、止痒的作用 可有效预防部分妇科疾病。

8. 消除疲劳 减轻肌肉、关节风湿疼痛。

9. 温补经络 改善寒湿体质,增强人体自身免疫力。

三、规范操作程序

(1) 通过调节支架和旋转头部,调节仪器高度,让仪器出风口距离人体部位7~10 cm之间,能量裙竖直落下,使其覆盖在艾熏部位。

(2) 艾熏前,建议用艾油按摩穴位3~5分钟;艾熏时,先从低温开始,根据自身体感慢慢向上调节,小孩使用不建议过高温度;使用时间为 30~40 分钟。

(3) 使用完,待仪器风扇运转 5~10 分钟散热后,再将电源关闭;关机 30 分钟后,再清理艾绒盒,防止烫手。

任务评价

思考题

1. 调理肠胃功能,艾灸仪作用的部位应包括哪些穴位?
2. 为达到疏通经络、消除疲劳、减轻肌肉酸痛的作用效果,艾灸仪的作用部位及作用时间是什么?

(蔚　东　鹿　程)

单元四

常见美容问题仪器应用案例

任务一　皮肤衰老仪器应用预防与治疗

学习目标

1. 了解皮肤光老化的发生机制与临床表现。
2. 科学客观地分析皮肤衰老的原因,并针对顾客皮肤衰老问题,提出有效解决方案。
3. 关心、爱护、理解顾客,能为顾客提供满意的咨询服务。

情景导入

大学生小文暑假回到农村老家,发现经常处在露天环境劳作的人,皮肤黑且面容相对衰老,皱纹明显。小文开始研究衰老的机理是什么？衰老跟日晒有没有关系？

学习内容

皮肤衰老是由遗传因素决定并受多种环境因素影响的自然过程,包含自然老化和光老化两种形式。光老化主要是紫外光对皮肤的损伤。

一、皮肤老化与光老化的临床表现

自然老化是皮肤及其附属器与机体衰老同步出现的临床上、组织学上及功能上的减退和变化。皮肤的自然老化因年龄的不同表现有很大的差别,临床上常表现为皮肤粗糙、干燥、脱屑增多,敏感性和脆性增加;皮肤松弛、弹性降低、皱纹增多,皮肤萎缩、血管突显、真皮透明度增加而使皮肤发亮,但一般能维持其整体几何图形外观,常呈灰白色。它是由内在因素决定的,不受或很少受外来因素的影响,可发生在身体的任何部位,属生理功能的退行性改变。

光老化实际上是发生在皮肤自然老化的基础上,临床上常表现为暴露部位皮肤松弛、粗深皱纹、结节、皮革样外观,色素斑增多、毛细血管扩张,原有几何图形外观明显改变或消失,肤色常呈灰黄,可发生各种良性、癌前期或恶性肿瘤。它主要受外来因素的影响,尤其是日光的照射,其严重程度取决于顾客对日光的敏感程度以及日光损伤后的恢复能力。皮肤自然老化之后降低了对紫外线的屏障作用,容易发生光老化,而后者又加速了皮肤老化,两者互相促进。

? 想一想：皮肤自然老化和光老化的发生原因和部位有何区别？

二、皮肤自然老化与光老化的组织学表现

自然老化的皮肤表皮变薄,表真皮连接处变平,导致表真皮之间的黏附能力下降。而真皮

细胞的活性降低；朗格汉斯细胞、黑素细胞计数减少；真皮结构中重要的组成部分弹性纤维变细，数量减少，胶原纤维变直，结构疏松；蛋白聚糖减少；组织之间的血管减少。同时可出现毛囊、腺体减少、甲板异常等变化。光老化的皮肤表皮多数增厚，表真皮连接处扁平。真皮细胞的活性增加；朗格汉斯细胞、黑素细胞计数同样减少；弹性纤维增多、增粗，排列紊乱，而胶原纤维减少、嗜碱性变，并出现异常沉积；蛋白聚糖增多；血管屈曲扩张，管壁增厚。可伴有毛囊扩张、皮脂腺萎缩等损害。

三、皮肤老化与光老化的发生机制

无论是内源性还是外源性老化过程都对皮肤胶原纤维和弹性纤维数量和质量产生影响。自然老化和光老化都有胶原纤维的缺乏，然而，两者胶原合成和降解的平衡失调导致胶原缺乏的机制是不同的。自然老化中，胶原合成减少同时基质金属蛋白酶的表达增加。在光老化中，因紫外线照射使胶原纤维合成减少，另外，大量胶原降解使基质金属蛋白酶的表达明显增加。胶原纤维是皮肤主要的组成结构，它的改变和缺失是老化皮肤上皱纹形成的主要原因。

四、皮肤自然老化与光老化的光电治疗

（一）点阵激光治疗

皮肤自然老化与光老化常用的手段有超脉冲CO_2点阵激光和中红外1550点阵激光，两个波长都有较好的亲水性。前者因为更合适的波长和亲水能力，光热剥脱能力强，能深达真皮层，气化剥脱造成的安全、可控的创伤带来皮肤自我修复机制的启动，组织大量新生，有良好的皮肤重建抗衰老的效果。

1550点阵激光被水轻度吸收，不会损伤皮肤角质层，表皮组织凝固但不气化激光光束，仅仅引起一个柱状的热变性区域（并非真正的孔径），安全性好，但是疗效欠佳，需要多次治疗才能获得比较理想的效果。

（二）强脉冲光治疗

光子嫩肤近年来已经成为炙手可热的光电抗衰项目，有非常好的淡化色素、封闭血管、嫩肤亮肤的效果。它不属于激光，是一种连续性光谱，波长400～1200 nm，用滤光片截取的530～1200 nm波长的光是光子嫩肤的黄金波长。光作用于皮肤组织产生光热作用和光化学作用，使皮肤的胶原纤维和弹力纤维重新排列、胶原重塑，并恢复弹性，从而达到消除或减轻皱纹、缩小毛孔的嫩肤效果（图4-1-1）。

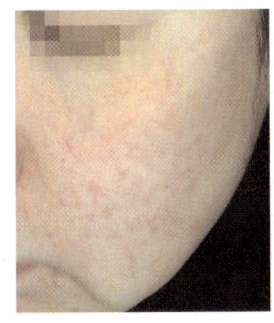 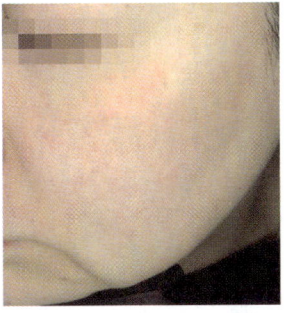

治疗前　　　　　　治疗后

▲ 图4-1-1　光子嫩肤治疗对比图

任务评价

思考题

1. 如何有效预防和延缓皮肤老化?
2. 目前,对成人皮肤老化外观的改善起到立竿见影的作用,而风险和副作用也相对较小的常用方法是什么?

（王　涛）

任务二　色素性皮肤仪器治疗

学习目标

1. 了解表皮、真皮色斑的发生机理及仪器治疗方法。
2. 能够针对不同的色素问题提出正确的方案。
3. 具有安全责任意识,不夸大祛斑产品的功效,向顾客建议使用的产品必须符合国家化妆品质量安全管理要求。

情景导入

王女士是美容诊所的医生,经常面对有祛斑需求的患者。她发现一些产后女性都会在面颊对称出现淡黄色的色素沉着,有些年轻人在脸颊会有点状的褐色斑点,有的年轻人会有单侧发病且侵犯巩膜的胎记。

问题:这些都是什么色斑问题?应该采取何种手段治疗?

学习内容

一、真皮色素增加性皮肤疾病

（一）太田痣与伊藤痣

太田痣是一种累及表皮层和真皮层的色素增生性皮肤病,病变部位通常波及三叉神经眼支、上颌支走行部位(包括眶周、颞部、鼻部、前额及颧部皮肤),亦可侵及巩膜,多为单侧发病,皮损通常呈青灰色或蓝黑色,大小不一,是日本一位叫太田的人首先描述该病种,故命名太田痣(图4-2-1)。伊藤痣为发生在肩峰三角肌的太田痣(图4-2-2)。

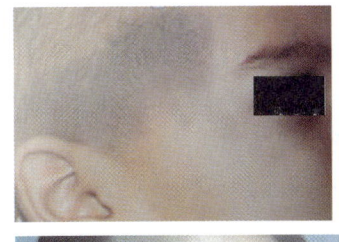
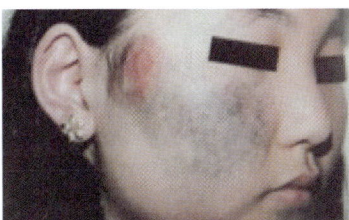
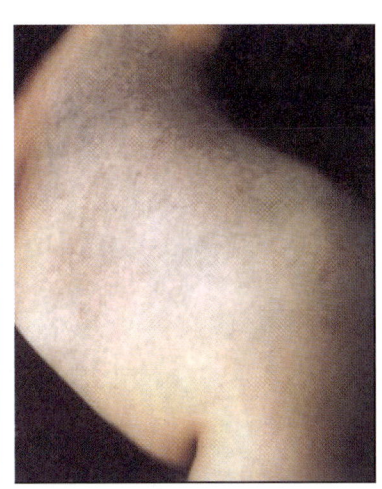
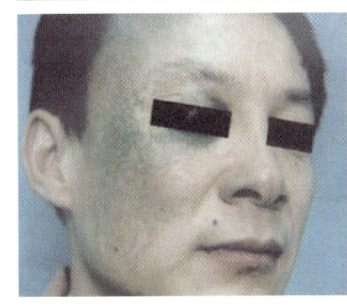
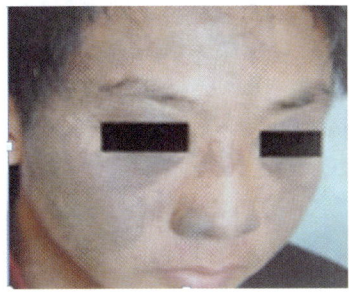

▲ 图4-2-1　太田痣　　　　　　　　　　　　▲ 图4-2-2　伊藤痣

1. **临床表现**　太田痣和伊藤痣好发于有色人种，如东方人及黑人，日本的患病率为 0.3%～1.0%，65% 的患者出生时即有，其余多在 10～20 岁出现，偶有晚发或妊娠时发生。本病女性多见。皮损为淡青色、灰蓝色、褐青色至蓝黑色或褐黄色的斑片或斑点，斑片中央色深，边缘渐变淡，偶尔色素斑的某些区域可隆起甚至发生粟粒到绿豆大小的小结节。斑点呈群集状分布，疏密不一，或中央为斑片，边缘为斑点。皮损的颜色因日晒、劳累、月经期、妊娠而加重。有的青春期变深扩大。本病最常见的受累部位眶周、颞、前额、颧部和鼻翼，即相当于三叉神经第一、二分支分布的区域，单侧分布，偶为双侧性（约 10% 左右），约 2/3 的顾客同侧巩膜出现蓝染，结膜、角膜、虹膜、眼底、视神经乳头、视神经、眼球后脂肪及眶周骨膜也可累及。

伊藤痣属太田痣的范畴，除分布部位不同外，两者的临床表现及病理变化完全相同，主要分布于一侧的肩、颈侧、锁骨上区等后锁骨上及臂外侧神经所支配的区域，有些病例可伴发同侧或双侧太田痣。

2. **诊断与鉴别诊断**　根据色素的颜色、分布和累及眼等特点，可以做出诊断。需与蒙古斑、蓝痣等鉴别。蒙古斑出生即有，能自然消退，且不波及眼和黏膜。组织像中真皮内黑素细胞数量较少，位置较深。蓝痣为蓝色的丘疹或小结节，好发于手足背及面部、臀部，组织像中真皮内黑素细胞数量较少，位置较深。蓝痣为蓝色的丘疹或小结节，好发于手足背及面部、臀部，组织像中黑色素细胞聚集成团。

3. **激光治疗**

(1) 调 Q 激光治疗：选择 1064 nm 波长，能量密度 2.83～6.36 J/cm²，光斑直径 4～6 mm，频率 2～3 Hz，终点反应为操作过程中有明显针刺感，肉眼可见色素明显变淡，延迟反应皮下弥散性渗血并伴有出血点，皮肤明显灼热刺痛，持续 1～2 小时。

(2) 皮秒激光治疗：选择 1064 nm 波长，能量密度 1.23～3.98 J/cm²，光斑直径 4～6 mm，频率 2～3 Hz，终点反应同上。

4. **注意事项**

(1) 治疗前应仔细清洁面部皮肤，去除护肤品及化妆品残留。

(2) 常规消毒皮肤。

（3）治疗头贴实皮肤不抬高，匀速移动，光斑重叠40%～80%，如果色素变淡不明显，则调节能量密度。

（4）治疗后即刻冰敷，外用皮肤消炎、修复的护理产品加快表皮愈合，预防感染，皮肤反应的急性期过后（脱痂），仍应避光并适当防晒。

（5）治疗间隔1～6个月（多为2～3个月），但多数人主张治疗间隔期长一些更好。当治疗后形成明显的色素沉着时（这种色素改变一般发生在表皮，会影响激光的穿透能力），应待色素沉着消退后再进行下次治疗。

（6）一般治疗1～3次后便能获得一定的疗效，但也有部分顾客见效慢一些，通常要获取满意的疗效需要治疗次数为2～7次或更多。皮肤的颜色可能对疗效也有一定程度的影响。

（7）瘢痕体质的顾客治疗宜慎重。

（二）蒙古斑

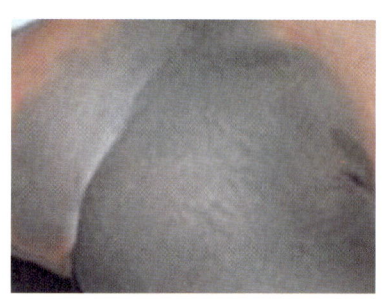

▲图4-2-3　蒙古斑

蒙古斑为先天性真皮黑素细胞增多症，因婴儿生来即有，故又名儿痣。组织学上可见黑素细胞停留在真皮深部，故又称真皮黑变病（图4-2-3）。蒙古斑可发生于身体的任何部位，以腰骶部及臀部多见。因黑素颗粒位于较深部位，在光线的丁达尔效应（丁达尔效应就是光的散射）下，呈特殊性的灰青色或蓝色。随着婴儿生长，蒙古斑色泽逐渐转淡或消失，对机体亦无任何危害，可不做特殊治疗。

1. **发病机理**　蒙古斑的发生与隐性遗传和显性遗传因素有关，是真皮网状层中黑色素细胞产生色素的结果，这些黑素细胞是在胚胎发育时，黑素细胞从神经嵴向表皮移动时，停留在真皮所致。蒙古斑几乎没有终生存在，真皮中黑素细胞可持续存在，但失去制造黑素的能力并无活性。蒙古斑特殊的灰青色或蓝色是由于黑色颗粒位于真皮较深处所致。

2. **临床表现**　蒙古斑呈灰蓝色、蓝色、黑蓝色，圆形、椭圆形或不规则形斑，色泽一致，边缘不规则，通常肤色较黑的人，皮损色泽更黑。斑疹0.5～12 cm大小。通常是单个，偶然也有多个。腰骶部是最常见的好发部位，臀部中间部分、肋部，甚至肩部也有发生，极少发生于胸、腹、四肢、背和面部。蒙古斑如发生于眼睑、球结膜、巩膜时，则与太田痣相同。蒙古斑大多在3～7岁后自然消退，不留痕迹。

3. **诊断与治疗**

（1）诊断：蒙古斑出生即有，几年内消退，不留痕迹，这是其特点。与蓝痣的鉴别是后者颜色更深，为稍高出皮面的结节，病理见嗜黑素细胞。

（2）治疗：因可在几年内自行消退，故可无须治疗。

（三）蓝痣

蓝痣是真皮黑素细胞局限性增生所形成的良性肿瘤，有两种类型：普通蓝痣及细胞蓝痣。

普通蓝痣在手背、足部最多见，也可见于其他部位如四肢、腰、臀等（图4-2-4）。女性更多见，女性发病率是男性的2.5倍。细胞蓝痣好发于臀部和骶尾部，少数患者也可发生在先天性色痣上。

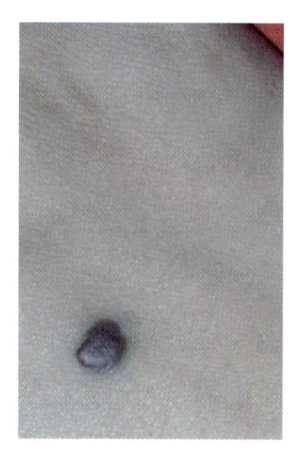

▲图4-2-4　蓝痣

直径 2~6 mm,女性较多。

1. **发病机理** 在组织发生过程中,黑素细胞从神经嵴向表皮移动时,发生异位性聚集,停留在真皮的中、浅层中。皮损之所以显蓝灰色,是由于光线的丁达尔效应,可见光的长波部位透入真皮深部时被黑色素吸收,而短波部分(蓝光、紫光)穿透力弱,被皮肤散射回至皮肤的表面。除了折光这一物理现象外,有人认为细胞中黑素小体的含量对着色程度也可能有一定的影响。

2. **临床表现** 蓝痣有两种不同类型,普通蓝痣及细胞性蓝痣。

(1) 普通蓝痣又称天蓝痣。儿童期起病,也有 60~70 岁时出现,女性发病率是男性的 2.5 倍,直径多在 5 mm 内,表现为蓝色、灰蓝色、铁青色结节,圆顶,表面光滑。手背、足部、四肢、腰、臀等部位多发生。

(2) 细胞蓝痣好发于臀部、骶尾。损害常是一个大而坚实的结节或斑块,也可表现为斑片。可发生于先天性色痣上,女性多见,表面光滑或高低不平而呈多叶状,界限清楚。易发生恶变。

3. **治疗**

(1) 一般治疗:皮损直径小于 1 cm,且多年无变化者,可不必治疗。原有的蓝痣结节突然增大,或蓝色结节斑直径大于 1 cm 者,须予以切除,并做病理检查。

(2) 激光治疗:可采用 CO_2 激光剥脱祛除。

(四) 颧部褐青色痣

颧部褐青色痣是一种先天性、非遗传性皮肤色素问题,主要特点为颧部对称分布的黑灰色斑点色素沉着(图 4-2-5)。

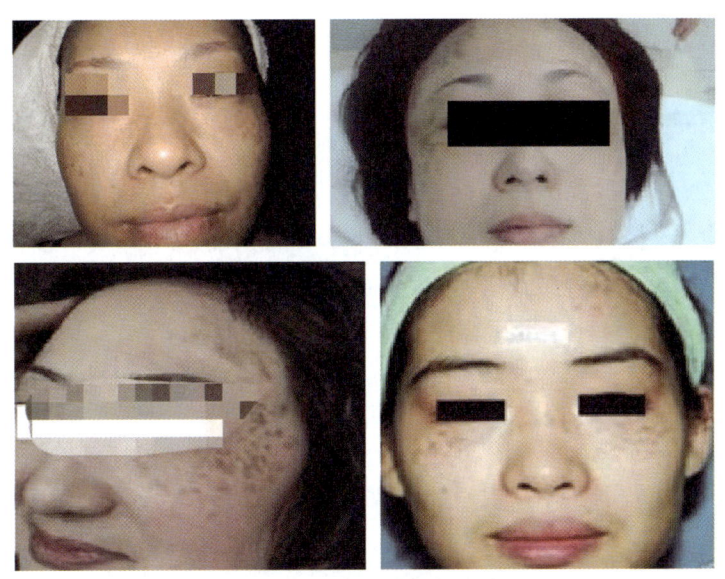

▲ 图 4-2-5 颧部褐青色痣

1. **发病机理** 在胚胎发育期,黑素细胞由神经嵴向表皮移行时,由于某种原因未通过表皮、真皮交界,停留在真皮内而形成的病变。

颧部褐青色痣(真皮斑)多发于女性,发病年龄多在 16~40 岁,部分患者有家族史。主要病理特点为在颧部对称分布的直径 1～5 mm 黑灰色斑点，无任何自觉症状。褐青色痣（真皮斑）的患者部分有家族史。太田痣临床上大多数为单侧分布，沿三叉神经眼、上颌支走行，发病早，多在出生时或 1～2 岁发病，皮损为融合性的色素沉着斑，常合并有眼、口腔黏膜损害。

病理检查：表皮正常，主要变化在真皮上部，特别在乳头下部，胶原纤维间散在细小、菱形黑素细胞，长轴与胶原纤维平行，多巴染色阳性。电镜检查，真皮黑素细胞内含有许多大小不一的黑素体。

2. 鉴别诊断　本病一般根据临床表现即可诊断，但需与下列疾病鉴别。

（1）太田痣：临床少见，大多为单侧分布，沿三叉神经眼、上颌支走行部位，发病早，大多在出生时或 1～2 岁前发生，皮损为融合性色素沉着，常合并有眼、口腔黏膜损害，病理变化为真皮部有较多黑素细胞，长轴与胶原纤维不一定平行。

（2）雀斑：皮损为黄褐色斑点，相对较小，发病早，多在 5 岁以内发生，有明显的季节性，夏季晒后加重，病理为表皮基底层黑素增多，无黑素细胞数目增加。

（3）黄褐斑：片状黄褐色斑片，对称，日晒后明显加重。

3. 激光治疗　方法同太田痣。

（五）炎症后色素沉着

炎症后色素沉着是皮肤炎症或损伤后导致的色素增加性疾病，也称获得性皮肤色素沉着或炎症后黑变病。各种炎症性皮肤病、外伤、手术、剥脱术及激光治疗等都可能诱发炎症后色沉。色素沉着在任何年龄和任何皮肤类型都可能发生，尤其是肤色较深和易晒黑的人群中，临床表现为淡褐色、深棕色、蓝灰色或黑色不等的色素斑（图 4-2-6）。

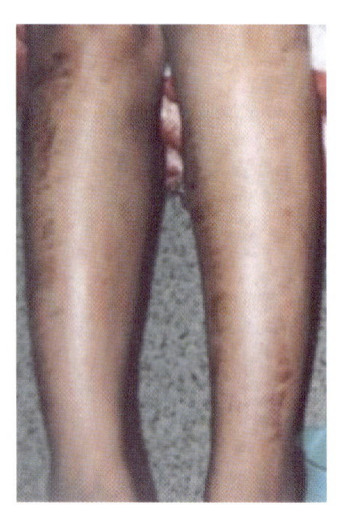

▲ 图 4-2-6　炎症后色素沉着

1. 发病机理　色沉的严重程度与皮肤颜色、炎症的程度和深度，以及黑素细胞稳定性有关，位于真表皮交界处的炎症更倾向于发展成色素沉着，如扁平苔藓、红斑狼疮等，而发生于较深位置的结节性红斑，遗留色素沉着的风险或程度相对较小。色沉主要为表皮或真皮色素增加，当炎症发生时，黑素细胞增加导致黑素生成增加，黑素通过树突转移到邻近的角质形成细胞。同时，黑素可以通过受损的基底层进入真皮，被巨噬细胞吞噬。在皮肤损伤部位，病变深度不同，皮损颜色从浅棕色至黑色不等。当色素颗粒分布在表皮，主要是角质形成细胞中黑素增加，表现为淡褐色、棕色，当验证破坏基底层，真皮内含有黑素吞噬小体，则表现为浅蓝色、深灰色或黑色。

2. 激光治疗　激光可以通过选择性光热机制，针对性破坏黑色素，治疗各种色素性皮肤病。因此，也常被用来尝试治疗各种顽固性色素沉着。

（1）调 Q 激光治疗：选择 1 064 nm 波长，能量密度 1.27～2.59 J/cm²，光斑直径 10～7 mm，频率 4～8 Hz，终点反应为轻微的针刺感，肉眼可见色素变淡，延迟反应皮肤微红（持续不超过 4 小时），皮肤明显灼热有轻微刺痛感，持续 0.5～1 小时。

（2）强脉冲光治疗：强脉冲光作用机制主要是黑色素选择性吸收光能，导致表皮因光热分解而凝固，进而形成微痂皮。这些含有黑色素的痂皮脱落，从而淡化色素沉着。

二、表皮部位色素增加性皮肤疾病

(一) 雀斑

雀斑是一种常见于面部的褐色点状色素沉着斑,好发于女性,在儿童期即可发病。患者多有家族史,日晒也可促使其发生,且在夏季时,可由于日晒而变得比较明显(图4-2-7)。

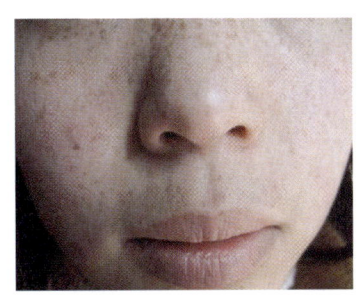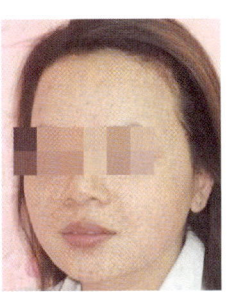

▲ 图4-2-7 雀斑

1. **发病机理** 组织病理学主要表现为表皮基底层的黑素增加,而黑素细胞数目正常。

2. **临床表现** 雀斑在出生时不出现,通常在幼儿期出现。据报道,本病最早发生在3岁,青春期常可增多。女性多于男性。本病常发生在暴露部位。特别是面部,尤以鼻和颊最为常见,少见于手背、前臂、颈、肩部。皮损直径3~5 mm,为圆形、椭圆形及多角形,边缘不规则的淡褐色到深褐色斑点,境界清楚,孤立而不融合,可疏密不一分布。雀斑与日晒关系显著,其色素斑点的数目、大小、颜色取决于吸收阳光的量及个体对阳光的耐受性,夏季雀斑的数目多、形体大,为深褐色,冬季则相反。不同人种斑点色素可有不同,但没有黑色的。

3. **诊断** 根据本病发生在暴露部位,孤立而不融合的棕褐色小斑点,日晒后加重等特点,易于诊断。

4. **鉴别诊断** 主要与雀斑样痣、面正中雀斑痣、早期着色干皮病及色素沉着-肠道息肉综合征区别。雀斑样痣颜色较雀斑深,呈黑褐色至黑色,与日晒无关,无夏重冬轻的变化,可发生在任何部位。病理显示黑色素细胞数目增加。面正中雀斑样痣罕见,常在1岁左右发病,褐色斑仅集中在面部中央,伴有其他先天性畸形,不少伴有癫痫,智力尚有缺陷。早期着色性干皮病有雀斑样黑褐色色素斑点,常伴有毛细血管扩张,色素斑通常大小不等,深浅不匀,分布不匀。间有萎缩性斑点,光敏极为突出。色素沉着-肠道息肉综合征,色素斑为黑色,口唇颊黏膜多见,不受日光照射影响,常常伴有息肉。

病理显示雀斑损害的黑色素细胞数目没有增加,用多巴染色可见雀斑的黑色素细胞密度较周围正常皮肤减少,但可见雀斑的黑素细胞较周围皮肤黑素细胞大而且有更多更长树枝突,染色比正常皮肤深。用电镜观察,雀斑的黑色素细胞产生大量椭圆形全黑素化颗粒,类似于黑种人的黑素细胞,而相邻正常皮肤的黑素颗粒量小,轻度黑素化,两者有明显的差异。

5. **激光治疗**

(1) 可选用波长为560~1 200 nm强脉冲光治疗,治疗的临床终点为色斑颜色加深,有浮出皮肤表面的迹象,色斑治疗效果显著且有较好的嫩肤效果。

(2) 调Q激光532 nm波长治疗时,能量密度为3.18~8.49 J/cm², 光斑直径3~4 mm,频率2~3 Hz,终点反应为操作中有明显针刺感,色斑位置出现霜白,延迟反应后皮下微微渗血,皮肤有明显的刺痛感,持续1～2小时。

6. 注意事项

(1) 治疗前应仔细清洁面部皮肤,去除护肤品及化妆品残留。

(2) 常规消毒皮肤。

(3) 色斑颜色较深、没有经过处理的状态治疗效果最好,通常1～2次治疗能完全祛除,颜色淡的雀斑因为吸光能力弱,治疗效果较差。

(4) 治疗时应按皮肤的即刻反应来调节激光的能量密度,一般情况是如果能量密度太低,即刻反应不明显,此时应将能量密度适当调高,如能量密度过高,会发生水疱,此时应下调能量密度。

(5) 疗后应嘱顾客尽量避光,严格使用消炎、修复护理产品,皮肤反应的急性期过后(脱痂),仍应避光并适当使用防晒产品。

(6) 愈后雀斑仍有可能会复发。

(二) 脂溢性角化病

1. 临床表现　是一种多发生于老年人的斑点或斑片样的表皮良性肿瘤,又称老年疣、老年斑。躯干和头颈部最为好发,典型表现为圆形或者卵圆形丘疹或斑块,淡褐色至黑色,境界清楚,似黏贴在皮肤表面。皮损表面可见不同程度的角化(粗糙)。

2. 病理变化　病理显示角化过度,棘层肥厚和乳头瘤样增生,以此分为三型,但三型常混合存在。角化型示角化过度与乳头瘤样增生,角质内陷,可形成多数假角质囊肿,此型黑素的量多为正常。棘层肥厚型示棘层显著肥厚,形成粗网状,多数细胞为基底样细胞,有较多的黑素分布于基底细胞中。腺样型由两排基底样细胞构成的表皮细胞束,向真皮伸展,并互相交织,此型色素沉着最为显著。作者认为,老年疣受到刺激后,损害常出现角化不完全,鳞状细胞有不规则增殖,出现很多由排列成洋葱皮状的鳞状细胞所组成的鳞状漩涡,真皮炎症较为显著。

3. 激光治疗

(1) 可使用调Q激光,532 nm或1 064 nm波长均可治疗,治疗方法同雀斑(图4-2-8)。

(2) 也可使用脉冲CO_2激光进行剥脱治疗。

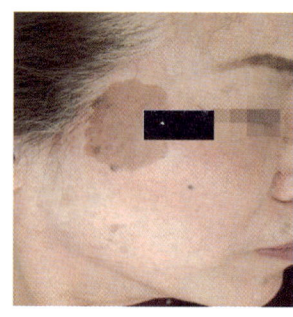

治疗前　　　　　治疗后

▲ 图4-2-8　脂溢性角化病调Q激光治疗对比

(三) 咖啡斑

1. 发病机理　咖啡斑是大小不同、边界清楚的持久性色素沉着斑,与日晒无关。本病为遗传性皮肤病,色素斑处的黑素细胞和角朊细胞内黑素增多,黑素细胞活性亢进,产生大量黑素,形成咖啡斑色素沉着。

2. **临床表现** 咖啡斑为淡褐色斑,像咖啡和牛奶混合而成的牛奶咖啡色色素,棕褐色至暗褐色不同,大小不一,从直径几毫米类似雀斑样斑点至 20 cm 或更大,圆形、卵圆形或形态不规则,边界清楚,表面光滑。可在出生时出现,亦可在出生后稍后出现,并在整个儿童期中数目增加,可发生在身体的任何部位,不会消退。

根据边缘清楚的牛奶咖啡色斑片出生即有等特点,可做出诊断。需与雀斑及单纯性雀斑样痣鉴别:雀斑斑点小,无大的斑片损害主要发生在面部。单纯性雀斑样痣多为单侧分布。病理亦可帮助鉴别。

3. **组织病理检查** 表皮内黑素总量增加,有散在的异常大的黑素颗粒(巨大黑素体),基底层黑素细胞数量增多。

4. **激光治疗**

(1) 调 Q 激光 532 nm 波长治疗,能量密度 2.8~6.3 J/cm²,光斑直径 4~6 mm,出光频率 2~3 Hz,临床反应为操作过程中有明显针刺感,治疗后即刻出现霜白反应,皮肤明显灼热刺痛,持续 1~2 小时。

(2) 调 Q 激光 1064 nm 波长治疗,能量密度 2.3~3.3 J/cm²,光斑直径 4~6 mm,终点反应为色斑颜色变淡,延迟反应有弥散性出血点。

5. **注意事项**

(1) 治疗前应仔细清洁面部皮肤,去除护肤品及化妆品残留。

(2) 常规消毒皮肤。

(3) 治疗时应按皮肤的即刻反应来调节激光的能量密度,一般来说如果能量密度太低,即刻反应不明显,此时应将能量密度适当调高,如能量密度过高,会发生水疱,此时应下调能量密度。

(4) 治疗后避光有助于色素沉着的预防。

(5) 治疗后外用消炎、修复、防止色沉的护理产品,皮肤反应的急性期过后(脱痂),仍应避光并使用防晒产品。

(四) 雀斑样痣

1. **临床表现** 雀斑样痣又称黑子,是皮肤或黏膜出现的颜色一致的褐色或黑色斑疹,直径一般不超过 5 mm,边界清楚,表面光滑,散发、单发或多发,但不融合,可局限于某一部位,亦可泛发于全身(图 4-2-9)。日晒后颜色不加深,不随季节变化。

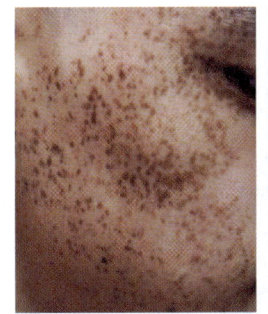 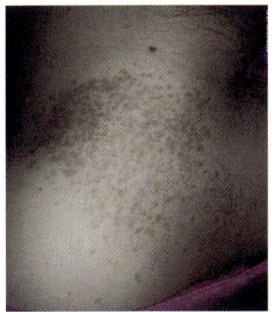

▲ 图 4-2-9 雀斑样痣

2. **病理变化** 病理显示皮损的表皮突稍延长,基层内黑色素细胞增加,黑素细胞和基底角朊细胞内黑素增加,在真皮上部可见噬黑色素细胞,其间有少量炎性细胞浸润。有时在表皮突下部可见小片痣细胞集。

3. **鉴别诊断** 雀斑样痣常需与雀斑相鉴别,后者虽也多于幼儿或儿童期发病,但属常染色体显性遗传。色素斑点分布在日晒部位,尤其面部、鼻部较多。冬季色浅,数目减少,夏天色深,数目增多,随年龄增加,数目亦增加。雀斑的组织病理与雀斑样痣不同,区别在于基底层黑素细胞数目不多,反而比正常的少,仅表现色素增加。

4. 激光治疗　同雀斑。

(五) 面颈毛囊性红斑黑变病

1. 临床表现与诊断　面颈部毛囊性红斑黑变病是一个独特的侵犯毛囊的红斑性色素沉着病。主要在青年和中年男性中发病。本病常累及上颌区及耳前,也可由耳周伸展到颈部。为界限鲜明,对称性的色素沉着。有时色素沉着可分为斑点状。也可出现毛囊性丘疹及红斑。玻片压红褐色色素沉着区可见毛细血管扩张,色苍白且浅褐色色素沉着显得更明显。可有糠秕样鳞屑及轻微痒感。手臂上端及肩部常出现毛周角化病。多数受损毛囊的毳毛已消失,但头皮及胡须部毛发尚留存。病程长,治疗顽固,病理显示表皮轻度角化过度。皮脂腺肥大,毛囊扩张,中有层板状角质团块。毛囊上方的表皮变平,含有过多的色素沉着。真皮扩张的血管及皮肤附件周围有淋巴细胞浸润。

根据本病的分布及色素沉着,显著的毛细血管扩张、鳞屑及明显的萎缩易于诊断。注意与眉部瘢痕性红斑、口周色素沉着性红斑、皮肤异色病、各种毛囊角化及面部黑变病鉴别。

2. 治疗

(1) 一般治疗:目前无特效疗法,可对症处理。维生素 C、E 口服或注射可能有些效果。局部可用氢醌霜。

(2) 激光治疗:应用短波长 Q-开关激光治疗效果不确定,部分患者可能会有一定程度的疗效,但大多数人可能无效,甚至产生色素沉着。可试用点阵激光进行治疗。

三、真-表皮部位色素增加性皮肤疾病

(一) 色素性毛表皮痣

1. 临床表现　色素性毛表皮痣又称贝壳痣。以儿童和青年人多发。常自儿童期开始发病,男性较女性多发。典型的皮肤损害为一侧较大,不规则的斑片状色素斑,初发时斑小且淡,随年龄增长及日晒后斑可增大,色素沉着加深,也可有新的色素斑出现,斑与斑之间可互相融合而呈大片状,似地图形状(图 4-2-10)。痣中央的皮肤较粗厚和有少许褶皱,而边缘无异常改变。有时痣的表现不明显,需与对侧仔细比较或在阳光直视下方可辨认清楚。经 1～2 年后,在斑片上或其周围可出现黑毛,皮损部位还可合并皮内痣或表皮痣。好发于肩、面、颈、上肢、前胸和肩胛部,若发生在肩部,多为单侧,而发生于其他处可为双侧。组织学检查发现表皮

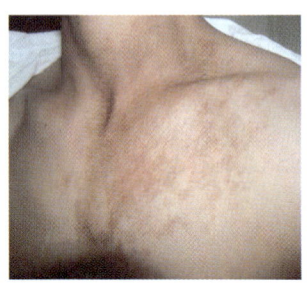
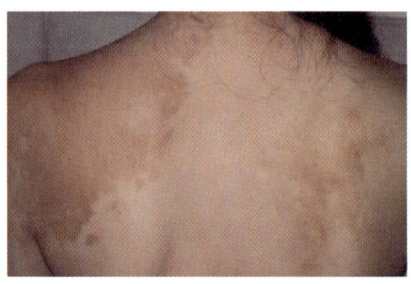

▲ 图 4-2-10　色素性毛表皮痣

增厚,轻度角化过度,表皮突及真皮乳头延长,棘层肥厚,基底层内及棘细胞层内色素增加,真皮上部有噬黑素细胞,黑色素细胞数目正常或轻度增加。

2. **激光治疗**　激光治疗及注意事项:同咖啡斑。

(二) 斑痣

1. **临床表现**　先天性淡褐色斑片样色素沉着,到成年不再发展,且在淡褐色斑片上散在褐色或黑褐色丘疹(图 4-2-11)。

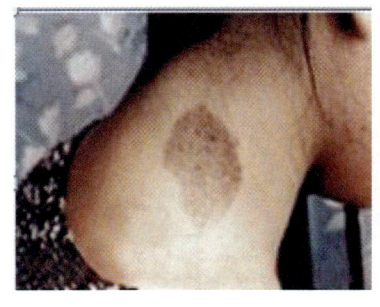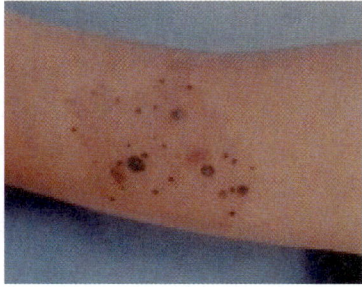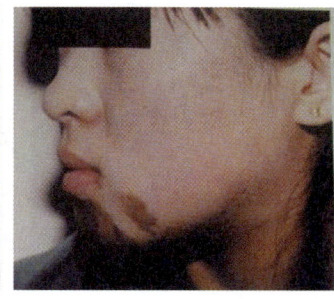

▲ 图 4-2-11　斑痣

临床上典型皮损为在咖啡斑上密集出现的数个或多量针尖至米粒大小的深黑色丘疹或斑疹,可以高出或者不高出皮肤表面。皮损形状可不规则,可呈节段状或带状分布,多见于躯干、下肢。本病需与交界痣、复合痣等相区别。

2. **临床分型**　主要分为3型:单发型、多发性泛发型、多发性集簇型。

(1) 单发型斑痣,女性多于男性,发病年龄5个月~69岁,皮疹为单发的丘疹或结节,圆顶状,光滑无毛,结节呈粉红、红或红褐色,或呈疣状或息肉状,罕见溃疡形成,皮损直径一般小于10 mm。好发于面部,常见于颊部及耳部,也可发生在下肢及躯干,少数见于上肢,亦有个别发生在眼睑、男性外生殖器、舌、眼结膜等,一般不侵犯掌跖部。此型易与血管瘤及化脓型肉芽肿混淆。有的皮疹为淡褐色斑疹,可小于1 cm,也可大于10 cm,似咖啡斑。在色素斑上有颜色更深的色素性斑点或略微隆起的丘疹样损害,有的增长迅速,随年龄的增长,可演变为皮内痣。单发性斑痣为多见,本病开始时生长很快,然后稳定,部分病例可以自然消退或至成年后转变成复合痣或皮内痣,极少恶变。

(2) 多发性泛发型斑痣,比较罕见,皮疹分布全身,数10个或数以百计。

(3) 多发性集簇型斑痣,限于体表某一局限的部位,可出现在先天性色素斑、咖啡斑的基础上,或类似晕痣样周围绕似浅色晕。

3. **组织病理**　咖啡斑样皮损处表现为表皮基底层黑素细胞及黑素增加,有时真皮浅层可见大量痣细胞和痣细胞巢;斑疹、丘疹、结节处可以表现为交界痣、复合痣、皮内痣、蓝痣等。

4. **激光治疗**　同咖啡斑。

(三) 黄褐斑

黄褐斑又称为肝斑、蝴蝶斑或妊娠斑等,是一种慢性、获得性面部色素增加皮肤病,临床表现为对称分布于面颊、前额及下颌,深浅不一、边界不清的淡褐色或深褐色斑片(图 4-2-12)。以中青年女性居多,可能与遗传、妊娠、日光照晒(长波紫外线、中波紫外线)、口服药物如避孕药、内分泌失调、压力过大、糖尿病、妇科病、肝肾功能不全等以及局部接触(外用化学药物刺激)、色斑处血管增生、皮肤炎症及屏障功能紊乱等因素有关。血中雌激素水平高可能是主要原因,黄褐斑发病机制十分复杂,妊娠期促黑素细胞激素分泌增多,与黑素细胞高亲和力受体结合,促使黑素细胞功能活跃。

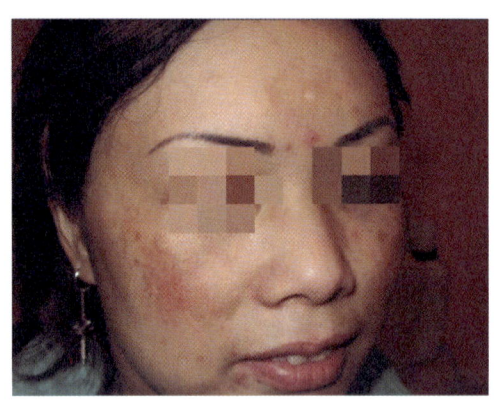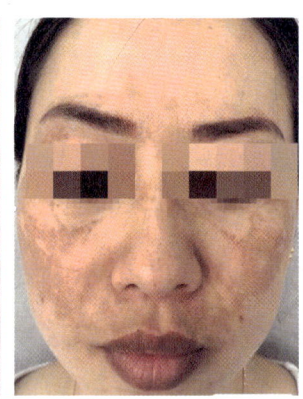

▲ 图 4-2-12 黄褐斑

1. 临床分期和分型

(1) 分期:①活动期黄褐斑:近期有皮损面积扩大,颜色加深、皮损泛红、搔抓后皮损泛红,玻片压诊大部分褪色。②稳定期黄褐斑:近期皮损面积无扩大,无颜色加深、皮损无泛红、搔抓后皮损不泛红,玻片压诊大部分不褪色。

(2) 分型:①根据血管参与情况分为单纯色素性(M型)、色素合并血管型(V型)。单纯色素型黄褐斑:玻片压诊皮损不褪色,伍德灯下皮损区与非皮损区颜色对比度增加。色素合并血管型:玻片压诊皮损部分褪色,伍德灯下皮损区与非皮损区颜色对比度不明显。②根据色素位置分为表皮型和真表皮混合型。③根据皮损发生部位分为面中部型、颊型及下颌型。

2. 鉴别诊断　根据黄褐色斑,好发于面部,对称而呈蝶翼状,无自觉症状等易于诊断。需要鉴别的有以下3种。

(1) 雀斑色素斑点小,并非融合的斑片,夏季明显,冬季变淡或消退。临床往往两病同发者多见。

(2) 太田痣:皮损为淡青色、深蓝色、蓝黑色斑片,大多数为单侧性,有的患者结膜、巩膜亦呈青蓝色,多自动发病,不难鉴别。

(3) 黑变病:色素好发于耳前、颞部、耳后、颈部,为灰褐色、深褐色斑。

3. 激光治疗(针对处于稳定期的黄褐斑)

(1) 调Q激光治疗黄褐斑,选择1 064 nm波长,能量密度1.2～2.5 J/cm^2,光斑直径7～10 mm,出光频率8～10 Hz,终点反应为操作中轻微的针刺感,肉眼可见色素变淡,延迟反应皮肤微红(持续不超过4小时),皮肤明显灼热有轻微刺痛感,持续0.5～1小时(图4-2-13)。

(2) 皮秒激光治疗黄褐斑,选择1 064 nm波长,能量密度:0.44～1.29 J/cm^2,光斑直径7～10 mm,出光频率8～10 Hz,终点反应同上。

(3) CO_2点阵激光治疗黄褐斑:以选择射频激励激光器60W功率的CO_2点阵激光为例,选择点阵治疗模式,选择定焦镜筒,激光能量6～14 mJ,在遇到额头、颧骨等皮肤较薄的部位,能量下调2 mJ。焦斑密度:12×12/cm^2,间隔3个月进行第2次治疗。

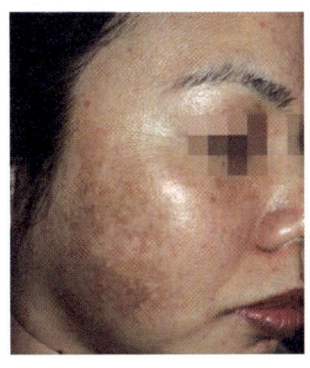 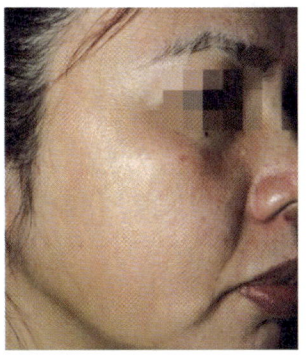

治疗前　　　　　　　　治疗后

▲ 图 4-2-13　调 Q 激光治疗黄褐斑对比

任务评价

一、填空题

1. 真皮色素增加性皮肤病有_____、_____、_____等。
2. 表皮色素增加性皮肤病有_____、_____、_____等。

二、思考题

1. 黄褐斑、雀斑、太田痣用什么激光治疗，效果如何？
2. 雀斑治疗后护理要点有哪些？

（王　涛）

任务三　痤疮皮肤激光治疗

学习目标

1. 了解痤疮的临床症状及发病机制。
2. 掌握痤疮皮肤激光治疗原理。
3. 能够根据痤疮的皮损程度，提出激光治疗建议。

情景导入

痤疮俗称痘痘，是很多青春期男女常见的皮肤问题。作为美容医院护士的小刘也常常遇到这样的顾客，不同程度的痤疮医生的治疗方式不同。

问题：痤疮到底是什么原因产生的？不同阶段的痤疮应该如何治疗？

学习内容

一、痤疮的临床症状

痤疮是一种毛囊皮脂腺的慢性炎症性疾病，发病与皮脂腺过度分泌、毛囊皮脂腺导管上皮过度角化、痤疮丙酸杆菌增殖及炎症因素有关，好发于青少年，皮损主要是在皮脂腺丰富部位，如面部、胸背部等。表现为粉刺、丘疹、脓疱、结节及囊肿等，皮疹反复发作，有自限性。炎症后色沉、痘坑、痤疮后瘢痕都是痤疮干预和治疗不当后常出现的并发症。

二、痤疮的发病机制

本病的发生机制并未完全明了，目前公认的发病机制包含有以下 4 个发病环节。

1. **毛囊漏斗部角化过度** 正常情况下，在毛囊漏斗部仅出现非黏着性的角化细胞及单层细胞脱落入腔内。而在粉刺形成开始时，细胞角化的终末阶段发生障碍，角质形成细胞间的黏着性增加，漏斗部的角化细胞不崩解脱落，而且细胞更替速度加快，结果导致毛囊漏斗部导管角化速度加快，形成微粉刺。

2. **雄性激素与皮脂腺功能亢进** 皮脂腺的生长及分化是由雄性激素所调控的，其机制复杂，而且尚未完全明了。循环中的较弱的雄性激素在皮肤中能转换为高活性的睾酮和双氢睾酮，这一过程依赖于毛囊及皮脂腺中的特异性酶物质，如 5α-还原酶。雄性激素是痤疮发病必不可少的基础，但是痤疮的发生并不是由于雄性激素的简单增多，一些痤疮顾客几乎没有内分泌的异常，血清内的各种雄性激素水平以及雄性激素结合蛋白水平均为正常，并不高于一般人群。那么原因在哪里呢？有可能是皮脂腺中 5α-还原酶的活性增高和（或）雄性激素受体的亲和力增高的缘故。

3. **毛囊皮脂单位中微生物的作用** 在毛囊皮脂单位中最少有三类微生物寄生：葡萄球菌、酵母菌和丙酸杆菌。与痤疮发病关系较密切的是丙酸杆菌。一般毛囊中的丙酸杆菌有 3 种：痤疮丙酸杆菌、卵白丙酸杆菌、颗粒丙酸杆菌。但是只有痤疮丙酸杆菌能分离出来，且总是优势生长，与痤疮关系最密切的是痤疮丙酸杆菌。

4. **炎症及宿主的免疫反应** 所有的炎症性痤疮几乎都是从细小的粉刺发展而来的，然而，即便是临床上看上去没有炎症的粉刺，在病理层面来看也能找到炎症的迹象。痤疮的炎症与普通的感染性炎症最少在以下临床方面有着明显的差别：①炎症更趋向于慢性迁延；②炎症常常以瘢痕结束；③不同个体间炎症的差别非常巨大，即便同一个体，不同毛囊间炎症程度也相差明显。痤疮炎症的这些特点，使得痤疮本身在治疗方面存在着较大的差异。

三、痤疮的诱发因素

有很多因素可以使痤疮加重或诱发本病的发生，通常有以下原因：①长期接触油脂、沥青等；②接触某些化学物质，如氯、溴等；③使用某些药物，如雄性激素、皮脂激素、锂剂、硫唑嘌呤、利福平等；④所有能增加皮肤炎症的因素，如酒精、辣椒等。

四、痤疮的光疗

1. **红光治疗痤疮** 主要用于较深的痤疮炎性丘疹和痤疮后皮肤修复的基础治疗。红光较蓝光穿透更深,可以进入真皮层,在抗感染治疗的同时,刺激巨噬细胞释放各种细胞因子从而促进成纤维细胞的增生以达到皮肤修复的作用,治疗后可以明显改善皮肤纹理和色素沉着,组织学上表现为基底层色素颗粒减少(美白),真皮胶原纤维排列整齐、紧密(嫩肤),胶原纤维断裂、排列紊乱和聚集成团现象得到一定改善。

2. 蓝光治疗痤疮　主要用于治疗轻中度痤疮。痤疮丙酸杆菌在自身代谢过程中产生卟啉,卟啉吸收蓝光后产生单态氧和自由基,迅速杀死痤疮丙酸杆菌,同时抑制皮脂腺细胞分泌油脂、降低炎症反应。但蓝光的穿透深度有限,故需多次连续治疗,也因此蓝光适合于:皮肤油腻、浅表炎性丘疹、脓疱,而对较深在的囊肿和结节效果欠佳。

3. 红蓝光结合治疗痤疮　红光和蓝光交替照射,每周治疗2次,共治疗4周。

4. 强脉冲光治疗痤疮　强脉冲光利用波长430～1 200 nm的脉冲光通过波长范围较大的光谱,包括蓝光、绿光、黄光和红光,兼顾了光热作用和卟啉的活化作用,光热作用能促进炎症吸收、消退,减轻皮肤炎症、改善微循环,从而发挥治疗痤疮的作用。

任务评价

思考题

1. 光疗治疗痤疮皮肤的作用原理是什么?
2. 目前常用于治疗痤疮的激光有哪些?

(贾建鸿)

任务四　减脂塑形仪器应用案例分享

学习目标

1. 了解腹臀减脂仪联合美体综合仪治疗的原理。
2. 掌握仪器联合治疗的规范操作程序并能够规范操作腹臀减脂仪。
3. 熟练掌握腹臀减脂仪的疗程设定。
4. 遵守职业操守,严格把握适应人群,合理制定仪器联合治疗方案。操作过程中能够应对和处理好并发症。

情景导入

减脂瘦身是当今社会很多人都面临的体态和健康的问题。减脂瘦身的仪器多种多样,美体综合仪、腹臀减脂仪等都常被应用在减脂塑形中。

问题:有没有一种科学的仪器联合治疗方式,能让减脂、塑形更高效?

学习内容

一、联合减脂原理

腹臀减脂仪又称冷冻脂肪仪,是将冷冻溶脂仪置于人体皮肤表面,使皮下组织冷却到5℃,脂肪细胞提前老化,并陆续死亡,通过新陈代谢排泄出体外,达到瘦身的效果,减少脂肪细胞的数量;腰腹减脂仪治疗3天后,联合美体综合仪针对脂肪细胞的体积进行体围的缩减,并利用滚轮和红光以及单极射频相结合,提高其新陈代谢,加速凋亡的脂肪细胞排出体外。

二、治疗机制

1. **机械效应** 低温可致组织细胞内外水分形成结晶,导致机械性或致死性损伤。
2. **低温效应** 通过冷冻的低温作用,引起血管收缩、血流减慢,可导致血管内皮肿胀、坏死。
3. **化学效应** 细胞内外冰晶形成,可使组织内电解质浓度升高或酸碱度发生变化,导致细胞中毒死亡。
4. **生物代谢效应** 低温可致细胞生物膜结构破坏,通透性增加,导致细胞代谢障碍,甚至细胞死亡。
5. **脂肪细胞凋亡** 经由自然的炎症代谢过程,通过淋巴系统或血液流动自然移除掉凋亡的脂肪细胞;90天左右,自然生物的炎症过程移除凋亡的脂肪细胞,随之而来的结果则为脂肪层的减少。
6. **美体综合仪的滚轮机械按摩** 旋转式滚轮具有明显的机械按摩作用,可促进部分废物代谢,凋亡细胞以及外来异物的排除。
7. **美体综合仪的负压吸附** 使射频能量更有效地达到皮下组织(脂肪层),改善局部组织的新陈代谢。
8. **美体综合仪的双极射频热融** 2.64 MHz射频能量使组织温度升高,脂肪分解酶的活性增强,使脂肪细胞内的甘油三酯充分释放,甘油三酯在脂肪酶的作用下,裂解为脂肪酸和甘油,随着新陈代谢排出体外。

三、美容应用范围

1. **局部瘦身** 寻求局部瘦身,稍微偏重,希望消减特定位置的脂肪,但不考虑进行手术除脂的顾客。
2. **常用部位** 适用于局部可捏起的脂肪及明显的脂肪团部位线条的雕塑,常用于侧腰、正腹、背部脂肪、男性女乳症、臀下线脂肪等部位的治疗。
3. **局部可捏起的脂肪及明显的脂肪团部位塑形** 腰臀减脂仪以及和美体综合仪联合作用下使治疗部位的脂肪细胞数量减少,脂肪厚度变薄,从而达到局部塑形的目的。

四、规范操作程序

(一) 腹臀减脂仪规范操作程序

1. **顾客准备**

(1) 咨询:与顾客进行充分沟通,了解顾客具体情况、对疼痛的耐受程度、效果期望等,掌握顾客脂肪状态和减肥心理,初步判断预期效果与顾客期望效果对标性并进行沟通。

(2) 观察:根据顾客表达观察脂肪厚度以及体积、重量进行综合评估并做出判断。

(3) 签订《术前知情同意书》。

2. **物品准备**　防冻膜、维度尺、纸抽 2 张、氯化钠溶液、一次性洁面巾、标识笔。

3. **仪器操作流程及操作要领**　治疗部位清洁→使用抽纸擦拭干净→术前数据记录→敷防冻膜→治疗→治疗后护理。

(1) 将一次性洁面巾用氯化钠溶液浸湿,使用浸湿后的洁面巾对治疗部位进行清洁。

(2) 使用抽纸将治疗部位擦拭干净,保证不留水分。

(3) 使用标识笔在治疗部位的围度两侧取点标识清除,保证治疗后数据记录位置的相同性。

(4) 使用围度尺对治疗部位的治疗前围度进行测试并记录。

(5) 撕开防冻膜,取出防冻膜平铺在治疗部位,保证贴敷全面,防冻膜下无气泡。

(6) 根据治疗部位面积大小选取治疗手具后,将治疗手具贴平治疗部位保证不会漏气,保证治疗手具将治疗部位脂肪吸附在治疗手具内。

(7) 根据治疗部位脂肪层厚度选择治疗时间,一般治疗时间为 60~90 分钟。

(8) 操作完毕后,以手指压住治疗手具与皮肤接口处使空气进入将手具取下,治疗手具挂回治疗手具支架上。

(9) 取下防冻膜。使用抽纸将皮肤表面擦拭干净。

(10) 使用围度尺按照标识点,对治疗部位的治疗后围度进行测试并记录。

(11) 预约 3 天后的美体综合仪治疗时间。

4. **临床终点**

(1) 治疗部位感觉僵硬以及暂时性的发红、冰冷等。

(2) 治疗部位尺寸围度减小。

(二) 美体综合仪规范操作程序

1. **顾客准备**

(1) 清洁治疗部位。

(2) 签订《术前知情同意书》。

2. **物品准备**　纤体精油、维度尺、纸抽若干、氯化钠溶液、一次性洁面巾若干、标识笔、酒精棉片。

3. **仪器操作步骤及操作要领**　治疗部位清洁→术前数据记录→清洁治疗探头→备皮→涂抹纤体精油→治疗→治疗后护理。

(1) 将一次性洁面巾用氯化钠溶液浸湿,使用浸湿后的洁面巾对治疗部位进行清洁。

(2) 使用标识笔在治疗部位的围度两侧取点标识清除,保证治疗后数据记录位置的相同性。

(3) 使用围度尺对治疗部位的治疗前围度进行测试并记录。

(4) 清洁治疗探头:操作前对接触皮肤的手具滚轮和机壳进行消毒,避免形成交叉感染。

(5) 备皮:由于治疗手具上有滚轮,所以治疗部位不得长于 1 cm 的毛发,避免操作时卷入滚轮中引起顾客不适和手具的损坏。

(6) 调节参数:开机进入操作界面,根据顾客的需求,处理部位的肥胖、松弛程度及承受能力选择合适的参数和能量,根据处理面积的大小选择合适的手具和操作模式。体验操作时的感觉,开始操作时应使用低能量,顾客容易接受。如果顾客只是为了放松和缓解疲劳,同时促进淋巴排毒,则可选择3号手具中的模式3,即红外线滚轮+吸附。亦可根据处理部位的大小,使用2~4号手具进行按摩。

(7) 均匀涂抹精油,依据顾客的耐受度调节能量和参数。操作时手具应贴紧皮肤,不可虚接。不可用力按压皮肤,会导致手具在皮肤上移动困难,使局部感觉发烫,降低顾客舒适度。

(8) 操作完毕后使用氯化钠溶液浸湿一次性洁面巾,并使用浸湿后的洁面巾擦拭治疗手具表面和滚轮的精油,并将治疗手具挂回治疗手具支架上。

(9) 使用抽纸将皮肤表面擦拭干净。

(10) 使用围度尺按照标识点对治疗部位的治疗后围度进行测试并记录。

(11) 预约7天后的美体综合仪治疗时间。

五、疗程设定

1. **疗程** 根据顾客皮肤具体情况设定治疗疗程,一个疗程为一次腹臀减脂仪+6次美体综合仪治疗。

2. **时间间隔** 腰腹减脂仪治疗→3天后美体综合仪→每间隔7天1次美体综合仪。

六、注意事项

(一) 治疗过程

(1) 操作手具:手具90°垂直皮肤,完全贴合皮肤,不要翘起,不要悬空,避免脂肪细胞不能正常吸附。

(2) 防冻膜为一次性产品不可以重复使用。

(3) 吸附手具不要用力按压,避免造成顾客不适。

(二) 治疗后护理

1. **腰臀治疗仪治疗后**

(1) 术后与顾客沟通治疗体验及注意事项;治疗当天不能淋浴,一周内不能蒸桑拿。

(2) 体重的增加会让疗程的完整效果受到影响,在疗程后请保持健康的饮食习惯和日常的运动习惯防止体重增加,鼓励适当坚持有氧运动。

(3) 安排术后定期的追踪评估疗效,并和医师或医护人员讨论是否需要增加疗程来达到更为满意的曲线。

2. **美体综合仪治疗后**

(1) 治疗部位治疗4小时后沐浴。

(2) 体重的增加会让疗程的完整效果受到影响,在疗程后请保持健康的饮食习惯和日常的运动习惯防止体重增加,鼓励适当坚持有氧运动。

(3) 安排术后定期的随访评估疗效,并和医师或医护人员讨论是否需要增加疗程来达到更为满意的曲线。

七、并发症及其处理

(一) 腰臀治疗仪治疗

下面的情形可能在治疗中及治疗后发生,这些影响是暂时的,一般会在几天或几周内消失。

1. *治疗中的情况* 疗程开始最初的数分钟,真空吸引压力可能会使顾客感觉到治疗部位深捏及冰冷的感受,也可能会感觉到些许刺痛、疼痛或者痉挛。这些感觉会随着疗程进行 5～10 分钟逐渐消失。

2. *治疗后的即刻情况* 接受疗程的部位于治疗后可能看起来或者感觉僵硬并会出现短暂的皮肤改变,如有暂时性的发红、冰冷、瘀青、感觉迟钝或麻木等。在身体自然回温以后疗程区域知觉恢复的同时,极个别的顾客可能会有轻微恶心或者头晕的感觉。这些都是正常的反应,通常会在几分钟内消失。

3. *治疗后的情况* 疗程后治疗部位可能会有瘀青、肿胀、压痛的现象,通常在 1～2 周内会逐渐消失。在治疗的几周内,疗程部位可能会有以下感觉:深层瘙痒、刺痛、触觉迟钝、疼痛或酸痛。

(二) 美体综合仪治疗

1. *治疗中的情况* 舒适无任何不适感。

2. *治疗后的即刻情况* 治疗部位有较强热刺感,皮肤发红,身体操作后有出痧迹象,面部操作有紧致提升感。

3. *治疗后的情况* 疗程后治疗部位可能会有瘀青、肿胀、压痛的现象,这通常在 1～2 周内会逐渐消失。在治疗的几周内,于疗程部位可能会有以下的感觉:深层瘙痒、刺痛、触觉迟钝、疼痛或酸疼。

任务评价

思考题

1. 联合减脂的原理是什么?
2. 仪器联合治疗的疗程如何设定,间隔周期为多长时间?
3. 仪器联合治疗操作的先后顺序是什么?

(贾建鸿)

任务五 低体温综合征仪器应用案例分享

学习目标

1. 了解低体温综合征仪器联合治疗的原理。
2. 掌握低体温综合征的规范操作程序。
3. 能够规范实施低体温综合征的仪器联合治疗方案,能够应对处理并发症。
4. 具有创新意识,能根据各类仪器的原理综合运用于美容实践中。

情景导入

手脚冰凉、免疫力低下、身体循环代谢缓慢、痛经等都是低体温综合征的临床表现,作为美容师的小葛经常遇到这样的顾客。小葛常用电子养生理疗仪的448 kHz电磁波技术帮助顾客改善低体温综合征。

问题:电子养生理疗仪分电容模式和电阻模式,是否能进行有效联合呢?

学习内容

一、联合治疗原理

人的正常体温(腋下)为36.0～37.0℃,低于此温度即称为"寒症"。电子养生理疗仪是导入448 kHz电磁波,调节细胞内外离子活动的适当频率,它可以有效地帮助离子通过细胞膜通道进行跨膜运动,使细胞的正、负离子交换恢复正常,由此平衡细胞的正负电荷,增强细胞的活性,帮助细胞修复其自然机能,刺激身体中的发热体(电阻抗)而产生由内到外的热能,从而提升自身基础体温来改善低体温综合征。

448 kHz电磁波可以安全有效地提高身体深层部位的温度,除此之外,还可提高细胞新陈代谢的能力,使其活力和获取营养的能力增强。通过浅层和深层两种模式,可以引发肌体的生物反应。通过细胞生物学的原理,使得组织的再生能力增强。

二、治疗机制

1. **细胞生物刺激**　细胞代谢激活、细胞基质外循环激活、新生胶原蛋白激活、新生弹力纤维激活。

2. **细胞微循环改善**　增加血流量、帮助血管扩张、细胞微循环改善、增加血流量、组织吸收养分能力增强、淋巴引流、代谢进一步增强。

3. **细胞活跃度改善**　代谢剧烈增强、细胞活跃度改善、细胞组织的毒素排出、脂肪细胞分解、胶原蛋白进一步增生。

三、美容应用范围

1. **肤色晦暗、发黑**　这是因为体寒导致气血凝滞,血液因为重力的原因无法为面部的末梢血管提供足够的气血,所以,脸部容易呈现缺血的青紫色。

2. **容易出现痘痘、起斑、脱皮等皮肤问题**　这是因为寒气让免疫力与自我修复能力遭到破坏。

3. **头发干枯、易脱发、断发、头发没有光泽与分量感**　这是因为体内的严寒环境使养分无法正常地输送到头发上面。

4. **局部或者大面积水肿**　例如睡前不喝水第二天早晨也会眼睛肿。其实所谓"水肿"就是水分过剩,水分与身体发冷有着重要联系。

5. **其他**　女性存在的宫寒(月经周期失调、月经疼痛、月经血流量少、经期颜色暗红等)和手脚冰凉的症状。

四、规范操作程序

1. 顾客准备

（1）咨询，与顾客进行充分沟通，了解顾客具体情况、明确顾客主要表现的现状、效果期望等，初步判断预期效果与顾客期望效果对标性并进行沟通。

（2）观察，根据顾客表达，观察顾客具体情况便于针对性治疗。

（3）签订《术前知情同意书》。

2. 物品准备　体温枪、甘油、抽纸若干、氯化钠溶液、一次性洁面巾、一客一换毛巾、治疗头。

3. 仪器操作流程及操作要领　治疗部位选择→备皮→涂抹甘油→治疗→使用纸抽擦拭干净→彻底清洁→治疗后护理。

（1）根据顾客低体温症状反应确定治疗部位，若发现以下几种情况，治疗部位选择生命脊柱进行操作：①肤色晦暗、发黑；②容易出现痘痘、起斑、脱皮；③头发干枯、易脱发、断发、头发没有光泽与分量感；④局部或者大面积浮肿；⑤手脚冰凉；⑥检查顾客是否带有金属饰品，并将饰品摘除放置自封袋内保存好。

（2）将一次性洁面巾用氯化钠溶液浸湿，使用浸湿后的洁面巾对治疗部位进行备皮。

（3）取适量甘油放置于手心，并使用双手将甘油预热后对治疗部位进行展油。

（4）顾客取俯卧位，使用一客一用的毛巾将顾客的衣服包裹避免甘油浸染。

（5）寻找结节瘀堵、问题症状作为操作加强重点。

（6）如图4-5-1所示，使用电阻治疗头穴位定点加强结合以轻、柔、缓、慢的方式进行定点畅通气血（每个点1分钟）（风池、风府、大椎、肩井、肩髃、天宗、命门、八髎、长强）。预计10分钟左右。

（7）如图4-5-2所示，温感4~6，使用电阻治疗头从长强穴沿脊柱打大圈至风府穴（一遍）；从下髎穴沿膀胱经打大圈至风府穴（一遍）（先操作左侧膀胱经再操作右侧），一手手扶治疗头打圈，另一手安抚从臀大肌外侧横向打圈至脊柱（操作过脊柱）（一遍），侧肋骨沿肋骨缝斜向上操作，肩胛骨沿肩胛骨缝进行操作。预计5分钟。

（8）调节能量，能量从"40%"开始。

（9）如图4-5-3所示，打圈从尾椎骨至风府穴加强生命脊柱（图中1），打圈从两侧夹脊穴（图中2、3），打圈从左至右在髋骨缝（图4），打圈肩胛骨缝，疲劳肌（图5）。预计10分钟。

（10）更换治疗手具，使用电容模式进行操作。

（11）如图4-5-4所示，直推式来回安抚整个后背，能量从40%开始，根据顾客情况调整能量及选择相应的操作头；从长强穴沿脊柱打大圈至风府穴（3遍）、从下髎穴沿膀胱经打大圈至风府穴（3遍）（先操作左侧膀胱经再操作右侧），一手扶治疗头打圈，另一手安抚从臀大肌外侧横向打圈至脊柱（操作过脊柱）（3遍）。如图4-5-4所示，侧肋骨沿肋骨缝斜向上操作，肩胛骨沿肩胛骨缝操作。预计15分钟。

（12）操作完毕后，使用抽纸将治疗部位的甘油擦拭干净，再使用一次性洁面巾用氯化钠溶液浸湿后进行彻底清洁。

（13）清洁完毕后操作师离开房间，给顾客独立空间穿衣。

4. 临床终点　①皮肤发红发热；②顾客出汗量增加；③使用体温枪测试体表温度41~42℃。

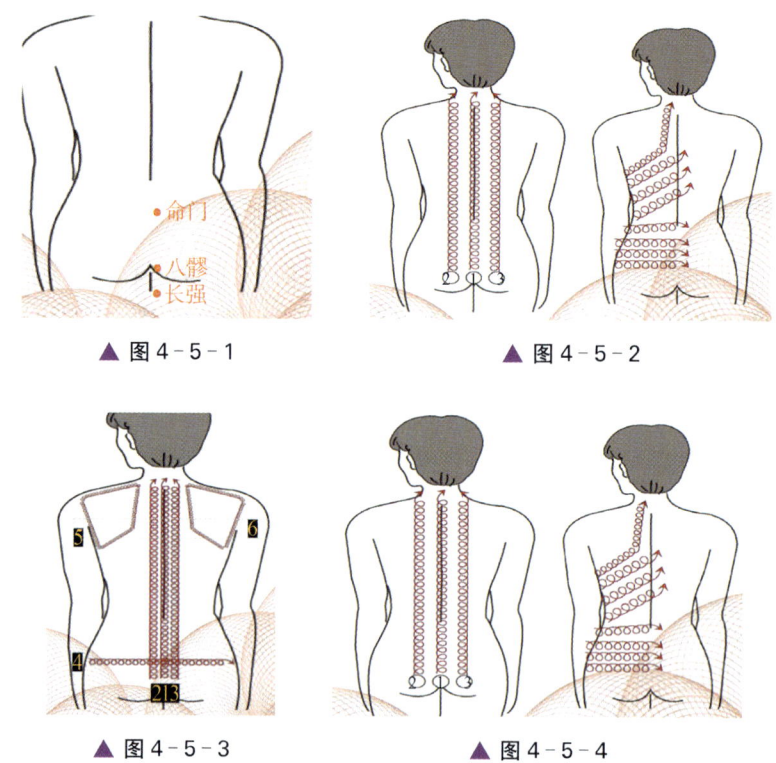

▲ 图 4-5-1　　　　　　▲ 图 4-5-2

▲ 图 4-5-3　　　　　　▲ 图 4-5-4

五、宫寒、手脚冰凉治疗

（1）女性存在的宫寒（月经周期失调、月经疼痛、月经血流量少、经期颜色暗红等）选择小腹进行治疗。

（2）将一次性洁面巾用氯化钠溶液浸湿，使用浸湿后的洁面巾对治疗部位进行备皮。

（3）顾客取仰卧位，使用一客一用的毛巾将顾客的裤子包裹避免甘油浸染。

（4）取适量甘油放置于手心，并使用双手将甘油预热后对治疗部位进行展油。

（5）顾客取俯卧位，使用一客一用的毛巾将顾客的衣服包裹避免甘油浸染。

（6）选用电阻模式，能量"30%"起调，如图4-5-5所示，定点加强上脘→中脘→气海→关元→天枢→大横（每个穴位1分钟），预计5分钟。

（7）如图4-5-6所示：操作头沿腹部最末端肋骨边缘及耻骨上端打圈。

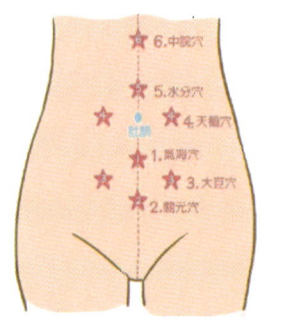

▲ 图 4-5-5　操作穴位示意

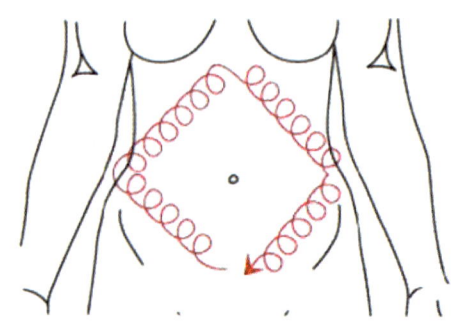

▲ 图 4-5-6　操作示意

(8) 如图 4-5-7 所示：带脉穴到神阙穴，带脉穴到上脘穴，带脉穴到关元穴（打圈 3 遍）。

(9) 如图 4-5-8 所示：任脉旁开一寸，两条腹直肌部位竖向打圈 3 遍。

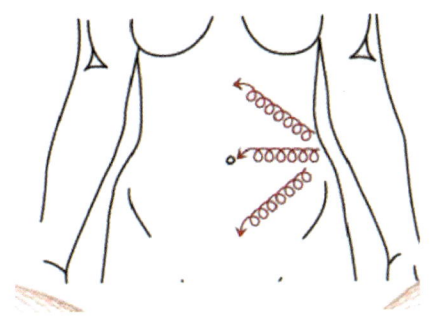

▲ 图 4-5-7 操作示意

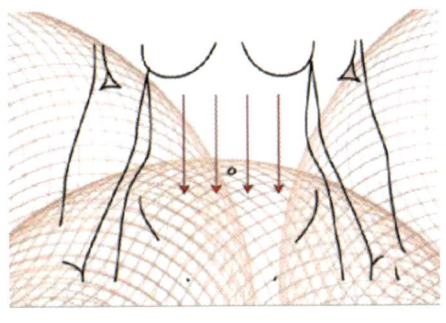

▲ 图 4-5-8 操作示意

调节设备，选用电容模式，操作头沿肚脐顺时针打圈，蚊香型到整个腹部（尽可能面积大）（图 4-5-9 所示）；操作头从左带脉穴（腰侧中点凹陷处）斜向上拉至上脘穴然后斜向下拉至右侧带脉穴，带脉穴斜向下拉至耻骨上缘，耻骨上缘拉至右侧带脉穴（图 4-5-10）；操作头沿腹部最末端肋骨边缘及耻骨上端打圈（图 4-5-11）；带脉穴到神阙穴，带脉穴到上脘穴，带脉穴到关元穴（直线 3 遍，打圈 3 遍，图 4-5-12、图 4-5-13）；任脉旁开一寸，两条腹直肌部位竖向直拉 3 遍为一个来回排至腹部淋巴（图 4-5-14）。

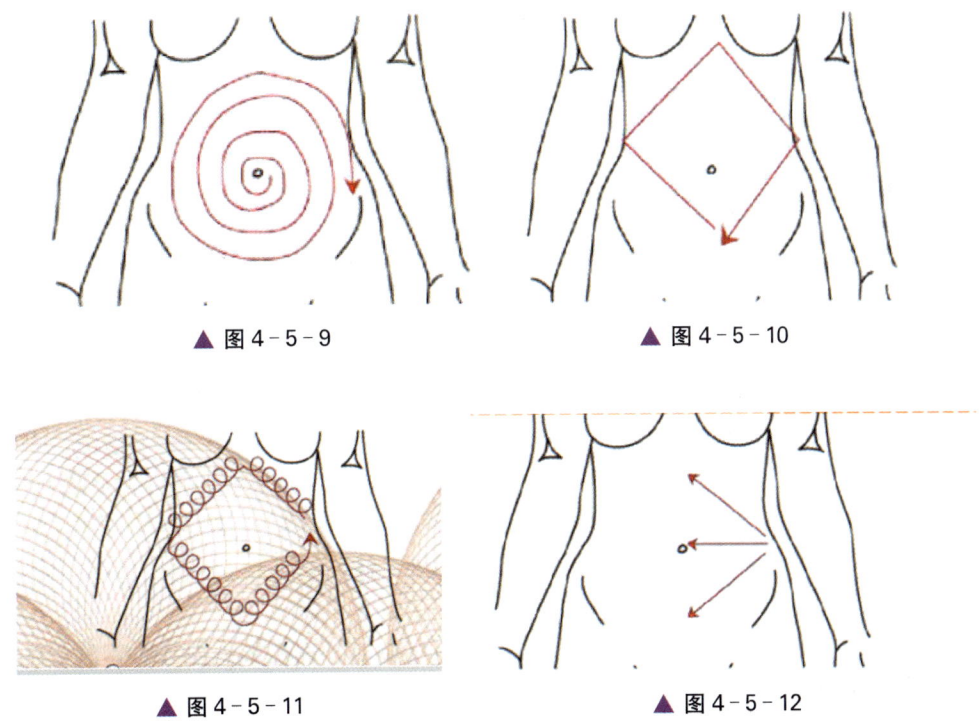

▲ 图 4-5-9

▲ 图 4-5-10

▲ 图 4-5-11

▲ 图 4-5-12

(10) 操作完毕后，使用抽纸将治疗部位的甘油擦拭干净，再使用一次性洁面巾用氯化钠溶液浸湿后进行彻底清洁。

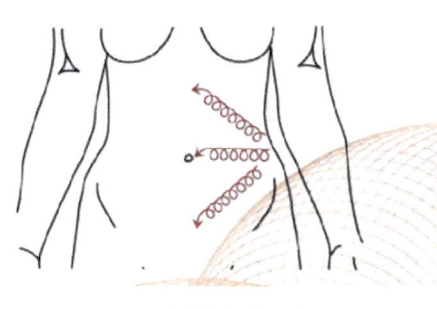

▲ 图 4-5-13

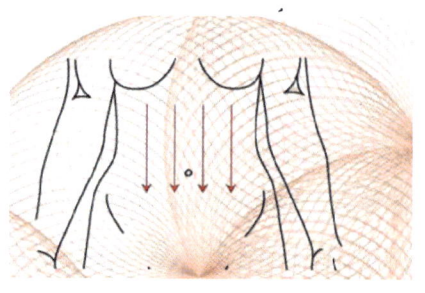

▲ 图 4-5-14

（11）清洁完毕后操作师离开房间后，给顾客独立空间穿衣。

六、疗程设定

（1）根据顾客皮肤具体情况设定治疗几个疗程。
（2）一个疗程 10～12 次，2～3 次/周。

七、使用注意事项

1. 治疗过程

（1）操作手具：治疗头 90°垂直皮肤，完全贴合皮肤，不要翘起，不要悬空，避免能量输出不均匀烫伤顾客。
（2）金属饰品和体内有金属一定要检查后清除，避免烫伤顾客。

2. 治疗后护理

（1）术后与顾客沟通治疗体验及注意事项；治疗当天不能淋浴。
（2）治疗当天不可吹空调。

八、并发症及其处理

1. *治疗部位热胀感*　治疗完毕会有热胀感属于正常现象无须治疗。
2. *口干舌燥*　细胞活动力增加，如同运动后一样会口渴，请多喝水，操作前、中、后配合喝水。
3. *治疗后头痛*　头部神经紧张、头部血液循环不良，通过迪芭密加速循环正在改善的过程；继续操作 3 次以上逐渐消失。
4. *皮肤痒*　通常皮肤干燥、有湿气的体质会有皮肤热、痛、痒，肾不好的体质，经过迪芭密的精华蜜里有中药成分会帮助湿寒外排而引起瘙痒的现象，肝胆不好的体质可能会有风疹块的排除现象；大量喝水帮助代谢；配合淋巴疏通效果更加。
5. *耳鸣*　肾气不足、血液循环欠佳的表现反应；家居口服黑豆、黑芝麻、枸杞水等补肾食物。
6. *乏力昏睡*　代表肝脏协调性不佳的体质，肝细胞修补恢复期需要大量休息。配合多休息，修复细胞；配合肝胆区域非热调理效果更加。
7. *痤疮痘*　皮脂腺阻塞，停留在皮脂腺的脂肪或毒素被活化的细胞排除后，逐渐改善。根据痤疮痘的部位操作膀胱及大肠区域。
8. *流鼻血*　末梢血脆弱增加弹性时必经过程；可通过大量喝水＋迪芭密操作大肠经改善。

9. **眼分泌物多**　眼睛内循环改善,排除滞留物。可通过大量喝水帮助代谢。

10. **排便增多**　大肠内有宿便及肠胃功能弱的表现,通常都会带油花的现象,这是排宿便的好反应,继续疗程操作效果更加持续。

11. **下肢不通**　配合操作下肢循环。

12. **痰多咳嗽**　肺部细胞活化,有能力排除肺部废物,继续3次后逐渐好转,配合大肠经帮助代谢。

13. **腰酸**　骨骼神经受压迫、肾脏功能失调、太胖、子宫机能有问题经过3次后逐渐好转;配合加强臀大肌,臀部调理效果更佳。

14. **胀气、排气**　肠胃的蠕动、排寒气的改善过程中;3次后逐渐好转;配合做消化系统及定点上脘、中脘、下脘穴,天枢、大横穴。

15. **手脚末端麻、触电感**　末梢神经传导和血液循环改善的好现象。3次后逐渐好转;配合定点加强:上肢肩井穴、肩俞穴、天棕穴、下肢环跳穴、委中穴、承扶穴。

16. **红疹**　皮肤长疹子、出疹子或出现红色过敏现象代表体内湿气代谢的过程;3次后逐渐好转;如确认是对中药成分过敏者,更换面部专用霜。

17. **没有感觉**　仪器操作激活细胞,内生热的过程补充的能量还不能补充平时的消耗,其实气色、肤色、眼神都应该有在变好的现象,一般人都期盼迅速地好转,所以认为没有感觉。连续3天接受操作服务后观察效果。

任务评价

一、思考题

1. 联合减脂的原理是什么?
2. 联合减脂的疗程如何设定,间隔周期为多长时间?
3. 联合减脂的操作先后顺序是什么?

(辛巧霞)

任务六　产后康复仪器应用案例分享

学习目标

1. 了解产后会有哪些症状,各症状的治疗原则。
2. 掌握各类产后问题的并发症处理方法,能够针对不同的产后问题给出合适的治疗方案。
3. 尊重顾客,保护顾客隐私。

情景导入

很多产后妈妈选择做产康治疗,尤其是孕前爱美而且对自己有高要求的产妇们。小张是一名妇产科医生,对产后妈妈开展了症状调查,发现主要集中于妊娠纹、私密松弛以及盆底肌松弛导致的漏尿,便为产后妈妈开展了一堂精彩的产后修复免费公益课程。

问题:产后会有哪些症状?各症状有哪些治疗原则?

学习内容

一、妊娠纹

(一)症状解析

1. **妊娠纹** 妊娠纹指人体在怀孕过程中产生的皮肤纤维断裂现象,是萎缩纹的一种。其外形为白色或银白色的有光泽的瘢痕线纹,主要出现在腹壁上,也可能出现在大腿内外侧、臀部等处,初产妇尤为明显。

妊娠纹的形成主要是受妊娠期荷尔蒙的影响,加之腹部膨隆使皮肤的弹力纤维与胶原纤维受损,出现萎缩纹。分娩后,萎缩纹便转变为妊娠纹。一旦出现,它就不会消失,并伴随皮肤松弛、乳房下坠、腹部脂肪堆积,严重影响妇女产后的体态和身心健康。

2. **治疗方案** 点阵激光美容仪、联合射频美容仪、黄金微针射频仪,1次点阵激光治疗+3次射频治疗。

3. **治疗原理**

(1)点阵激光:可以有不同的波长,但都以水为作用靶基,因而可被皮肤组织中各种含水的结构(表皮、胶原纤维、血管等)所吸收,产生热效应、热凝固和热剥脱,促使新的胶原纤维合成、胶原重塑、表皮更新,从而使纹路减轻、改善妊娠纹。

(2)射频技术可应用于祛皱、改善皮肤松弛和老化、改善肤质等,通过重塑和收紧皮肤深层来发挥其作用,达到收紧和缩小妊娠纹路的效果。

(3)点阵激光治疗一个月后同步联合3次射频美容仪进行治疗,每次治疗间隔10天,效果事半功倍。

(二)点阵激光治疗规范操作程序

1. **顾客准备**

(1)咨询,与顾客进行充分沟通,了解顾客具体情况、对疼痛的耐受程度、效果期望等,掌握顾客对妊娠纹的严重程度和期望效果,初步判断预期效果与顾客期望效果对标性并进行沟通。

(2)观察,根据顾客表达观察妊娠纹的宽度和深度以及进行综合评估并做出判断。

(3)签订《术前知情同意书》。

2. **物品准备** 一次性手套、表皮麻药、氯化钠溶液、一次性洁面巾、洁面盆、保鲜膜、抽纸、调膜棒、洁面袋。

3. **点阵激光操作步骤及操作要领** 术前拍照→备皮→敷麻→治疗→治疗后护理。

(1)使用店内统一拍摄设备对治疗部位进行拍照留档,便于术后效果对比。

(2)将一次性洁面巾用氯化钠溶液浸湿,使用浸湿后的洁面巾对治疗部位进行备皮。

(3) 使用调膜棒将表皮麻药均匀涂抹在治疗部位,要求涂抹厚度以看不到皮肤的颜色为标准,约1元硬币厚度。

(4) 麻药涂完后需要使用保鲜膜封包,每隔10分钟观察一次,使用调膜棒刮开口角上部位约1 cm^2,观察皮肤表现,如发红或肿胀则停止敷麻药。

(5) 表皮麻药需要作用表皮30~60分钟才能起到麻醉的效果;以麻舒痛为例需要30分钟。

(6) 起效后用调膜棒轻刮表皮麻药到抽纸上,擦刮完毕后用抽纸包好,扔到医用废物垃圾桶内。

(7) 洁面盆和洁面袋中接好冷水后,浸湿洁面巾后均匀擦除表皮剩余麻药。

(8) 为了防止在操作中交叉感染,操作者在操作前佩戴消毒的一次性橡胶手套。

(9) 使用75%乙醇将定焦镜筒进行擦拭消毒。

(10) 首先选用CO_2点阵激光设备的定焦镜筒,先针对萎缩的纹路进行点阵模式覆盖,能量10~18 mJ,密度12×12或者18×18,之后再整体对妊娠纹区域低能量进行全部覆盖。

(11) 选择CO_2点阵激光的默认模式进行治疗。光斑面积以治疗部位面积设定,一般1×1 cm^2;2×2 cm^2;能量密度在8~12 mJ;图形设定根据治疗部位病变图形更改合适的图形。

(12) 治疗镜筒垂直皮肤病灶按一定的顺序操作,随时观察肤色变化及顾客反应;点阵模式操作时注意每个图形不可重叠。

(13) 治疗过程中不能重复扫描,光斑不可重叠;在不规则部位可使用卡片遮挡方式进行调整。

(14) 治疗完毕后使用生物纤维面膜和修复产品进行即刻消炎和修复。

(15) 交代术后护理要点以及与顾客确定一个月后射频治疗时间。

(三)射频治疗仪器规范操作程序

1. *物品准备* 调膜棒、光学耦合剂、一次性手套一对、氯化钠溶液、一次性洁面巾、洁面盆、抽纸、洁面袋。

2. *射频治疗仪器操作步骤及操作要领* 术前拍照→备皮→涂抹光学耦合剂→治疗→治疗后护理。

(1) 操作前先将身体上的金属饰品取下,如果体内有金属存在禁止操作。

(2) 在顾客身上贴好负极板(单极射频需要联合负极板治疗,双极射频不需要),负极板距离治疗部位越近越好。

(3) 为了防止在操作中交叉感染,操作者在操作前佩戴一次性消毒橡胶手套。

(4) 使用调膜棒将光学耦合剂均匀涂抹在顾客治疗部位,厚度大约为1元硬币的厚度。

(5) 根据顾客体验时的接受度适当调整参数,保证操作的安全及效果。

(6) 开始操作。以直推式方式进行操作,一只手持手具进行治疗,另一只手进行辅助收紧治疗。

(7) 操作完一侧进行效果对比,再进行另一侧治疗。

(四)使用注意事项

1. *治疗过程*

(1) 点阵激光操作

1) 操作手具:手具镜筒90°垂直皮肤,完全贴合皮肤,不要翘起,不要悬空,避免能量输出不稳定。

2）操作过程中光斑不可重叠。

（2）射频操作

1）操作时，先滑动手具，再发射射频，避免出现热点。

2）操作手具：手具治疗头90°垂直皮肤，完全贴合皮肤，不要翘起，不要悬空，避免能量输出不稳定，出现热点。

2. 治疗后护理

（1）点阵激光

1）红肿期（0~3天）：治疗结束后3天内，不可立即用手触摸局部，以防造成细菌感染；治疗部位有微红、微灼热感，属于正常现象，需要按照操作师要求涂抹术后修复产品，以减轻肿胀、疼痛与术后并发症；使用柔和素清洁，否则严禁沾水。

2）结痂期（4~7天）：治疗后第3天局部创面开始形成微小颗粒的痂皮，5~7天脱落。处理方式：使用柔和素清洁，否则严禁沾水；注意不搓擦治疗区域，要让痂皮自行脱落，不得强行剥落；不参加激烈运动，以免出汗后引起感染；禁烟酒及辛辣刺激的食物；严格防晒；治疗后两周内，不能做面部按摩，避免出入高热环境，例如蒸桑拿等，以免影响治疗效果；此期间严禁其他光疗；严禁化妆；严禁正常家居护理。

3）结痂脱落期（8~30天）：7~10天痂皮会脱落完毕，形成的新生皮肤呈淡淡的粉色。有轻微干燥、脱屑、结痂。处理方式：严格做好补水和防晒工作，避免晒伤导致色素沉着；可以适当补充胶原蛋白和透明质酸等皮肤营养品（具体用量：最好在专业医生指导下，根据皮肤康复情况来补充）。

4）效果稳定期（术后91~365天）：达到预期效果，可以对效果进行加强。处理方式：想要实现叠加效果者，可以通过再次治疗，来达到更佳的效果；如有任何不适，请及时复诊。

（2）射频美肤

1）红肿期（术后当天）：在术后会出现，一些红肿热烫的正常现象，两个小时以后就会恢复。处理方式：避免出入高热环境，如蒸桑拿、泡温泉；避免阳光照射，多注意防晒；注意皮肤保湿，用冷水洗脸；禁烟酒及辛辣刺激的食物，治疗当天不可以化妆；8小时后可以正常化妆，此期间不能做其他光疗美容项目。

2）效果显现期（术后2~30天）：皮肤收紧，肤质改善，皱纹减少的效果，会逐渐产生。处理方式：注意做好补水和防晒工作，建议每周保持2~3片面膜注意防晒，避免晒伤导致色素沉着；7天内不能做其他光疗美容项目。由于皮肤组织需要时间产生新的胶原蛋白，较佳的效果出现在治疗1个月以后，想要实现叠加效果者，可以通过再次治疗来达到更佳的效果；如有任何不适，请及时到院复诊。

3. 疗程设定

（1）根据顾客皮肤具体情况设定治疗几个疗程，一个疗程为1次点阵激光＋3次射频美容治疗。

（2）时间间隔为点阵激光→30天后射频美容仪。

（五）并发症及其处理

1. 疼痛 疼痛是人类大脑对机体一定部位组织损伤或可导致组织损伤的刺激作用产生的一种不愉快的主观感觉；因人而异，多为暂时性，部分可持续数小时或者数十小时。

处理方式：①冷麻醉治疗：进行冷敷缓解；冰敷可参考术后操作——冰敷操作规范。②药物治疗：必要时可使用止疼药。止疼药可根据客人自己体质选择：去痛片、布洛芬、对乙酰氨基酚等止痛药，最好服用常用止疼药或谨遵医嘱，避免产生过敏反应。

2. 皮损类治疗　在治疗后常出现结痂，7～10天不需要特殊处理，按照适应证的术后护理方案护理即可，这属于正常现象，待其自然脱落。若超过10天仍未脱落属于结痂延迟脱落；伤口结痂延迟脱落，可能是伤口的局部组织血液循环比较差，修复延迟，形成结痂脱落延迟，上皮细胞生长缓慢，不能有效地进行自行脱痂的过程。

处理方式：①可以通过涂抹液态类修复产品解决干燥的痂皮延迟脱落问题。②可通过湿敷消炎面膜解决干燥的痂皮延迟脱落的问题。

3. 流黄水、结痂　光电治疗过程中，受激素损伤的皮肤在修复过程中形成流黄水和结痂，属于激素应激过敏反应。

处理方式：①可以通过涂抹液态类修复产品进行修复，通过保湿、舒缓、抗炎、修复皮肤屏障这四方面入手。②可通过湿敷消炎面膜使痂皮变软脱落。

二、盆底肌（私密）松弛

（一）症状及治疗原则

1. 盆底肌（私密）松弛　产妇在自然分娩过程中，阴道扩张几百倍，胎儿通过阴道产出，此时的阴道扩张尺度最大，易造成盆底肌及阴道（以下均称私密）松弛。

2. 治疗方案　私密点阵激光美容仪、盆底肌修复仪，点阵激光治疗3次。

3. 治疗原理

（1）点阵激光：可以有不同的波长，但都以水为作用靶基，因而可被皮肤组织中各种含水的结构（表皮、胶原纤维、血管等）所吸收，产生热效应、热凝固和热剥脱，私密点阵作用于阴道黏膜、肌层，利用光热原理使成纤维细胞大量新生，合成胶原，使纤维结构重组，从而使阴道壁增厚、收紧，同时修复阴道黏膜、敏感度和水润度，使阴道整体年轻化。

（2）盆底肌修复仪：作用于盆底区域，利用高强度聚焦电磁技术刺激骨盆底深层肌肉并恢复神经肌肉控制能力，高强度聚焦电磁能量可以深入整个骨盆底区域，使盆底肌肉内神经细胞膜内外侧组织逆转从而出现脱分极传导，使肌肉运动有节奏地进行，增强括约肌功能，提升盆底肌肌力，有助于改善盆底肌松弛导致的一系列问题。

（二）点阵激光规范操作程序

1. 顾客准备

（1）咨询，与顾客进行充分沟通，了解顾客具体情况、对疼痛的耐受程度、效果期望等，掌握顾客对私密收紧的期望效果，初步判断预期效果与顾客期望效果对标性并进行沟通。

（2）私密检查，使用私密检测仪对私密内环境进行拍照记录。

（3）签订《术前知情同意书》。

2. 物品准备　一次性手套、扩阴器、妇科视检镜、盆底肌检测仪、私密清洁设备、私密治疗头、私密套管、一次性洁面巾、洁面盆、保鲜膜、抽纸、调膜棒、洁面袋。

3. 仪器操作步骤及操作要领　术前拍照→备皮→敷麻→治疗→治疗后护理。

（1）引领顾客到私密房间私密床上，并选择合适体位等待。

（2）使用扩阴器打开私密部位。

(3) 佩戴一次性无菌手套。

(4) 将长棉签浸润在碘伏内,取长棉签对私密区域擦拭消毒。

(5) 使用妇科视检镜对私密部位进行检测和拍照留档,便于术后效果对比。

(6) 使用盆底肌检测仪对盆底肌收缩力和盆底肌持续时间进行检测。

(7) 使用私密清洁设备对私密内环境进行清洁。

(8) 调节点阵激光私密模式能量参数。

(9) 取一次性私密套管,并将私密套管套在私密治疗头上。

(10) 将私密治疗头放入私密治疗部位并进行治疗。

(11) 治疗后取私密抑菌凝胶进行修复。

(12) 操作完毕后使用一片卫生护垫,避免凝胶漏出。交代术后护理要点以及与顾客确定下次射频治疗时间。

4. 一个月后进行盆底肌修复

(三) 盆底肌修复规范操作程序

(1) 盆底肌修复操作步骤及操作要领:盆底肌压力检测→消毒→治疗→治疗后护理。

(2) 物品准备:75%乙醇、一次性洁面巾。

(3) 操作前使用专业的盆底肌压力检测仪进行检测。

(4) 测试时将测量头放入私密部位内(如放入困难可添加适量润滑剂)。

(5) 测量时,请顾客保持身体平躺,测量时用力缩紧环肌和盆底肌(切勿收紧臀部及大腿以免影响数值的准确性)来观察显示屏数值,记录测量数据。放松6秒,自然呼吸,进行第二次测量,总计测量3次,取3次测量的平均数值,即为松弛的标准数值。

(6) 测量完毕后,取出测量头,清水冲洗擦干,放入阴凉处储存,以备下次使用。

(7) 用75%乙醇喷在一次性洁面巾上,对幸福椅进行消毒。

(8) 辅助顾客选择合适体位坐在幸福椅上。

(9) 通过操作界面上的"紧致"功能键,调节强度,以顾客承受接受能力为准,主要是做收紧为主,作用在大小阴唇部位和腹股沟。操作时间28~30分钟。

(10) 操作完毕后离开治疗椅即可。

(四) 使用注意事项

1. 治疗过程

(1) 保证阴唇对好治疗椅。

(2) 操作过程中根据顾客感受调节能量。

2. 治疗后护理

疗程设定:①根据顾客皮肤具体情况设定治疗几个疗程,一个疗程为1次点阵激光+8~12次盆底肌幸福椅;②时间间隔为点阵激光→15天后盆底肌治疗。

(五) 并发症及其处理

部分顾客会出现疼痛,疼痛是人类大脑对机体一定部位组织损伤或可导致组织损伤的刺激作用产生的一种不愉快的主观感觉;因人而异,多为暂时性,部分可持续数小时或者数十小时。

处理方式:必要时可使用止痛药。可根据顾客自己体质选择:去痛片、布洛芬、对乙酰氨基酚等,最好服用常用止痛药或谨遵医嘱,避免产生过敏反应。

任务评价

思考题

1. 仪器联合治疗妊娠纹的原理是什么？
2. 仪器联合治疗妊娠纹的疗程如何设定，间隔周期为多长时间？
3. 仪器联合治疗操作的先后顺序是什么？

（辛巧霞）

任务七 运动损伤仪器应用缓解案例分享

学习目标

1. 了解运动损伤仪器应用缓解的原理及应用范围。
2. 掌握运动损伤仪器应用缓解的规范操作程序。
3. 能够规范操作电容模式和电阻模式的联合应用。
4. 尊重顾客，能正确解释并发症及其处理方法。

情景导入

张女士经营着一家健康理疗机构，机构里的电子养生理疗仪深受很多运动损伤的朋友欢迎，并能帮助他们的身体尽快恢复。

问题：仪器在操作的过程当中，如何有效进行电容、电阻模式联合应用，达到最佳治疗效果？

学习内容

一、仪器应用缓解原理

448 kHz 是调节细胞内外离子活动的最适当频率，它可以有效地帮助离子通过细胞膜通道进行跨膜运动，使细胞的正、负离子交换恢复正常，由此平衡细胞的正负电荷，增强细胞的活性，帮助细胞修复其自然机能。

通过 448 kHz 的频率，运用电容模式和电阻模式作用于人体各个组织，深层和浅层治疗相结合，并且不同损伤程度的组织产生不同的生物效应，以达到靶向治疗的效果。同时，可以引发肌体的生物反应，通过细胞生物学的原理，使得组织的再生能力增强。

二、作用机制

1. **细胞生物刺激**　细胞代谢激活、细胞基质外循环激活、新生胶原蛋白激活、新生弹力纤维激活。

2. **细胞微循环改善**　增加血流量,帮助血管扩张、细胞微循环改善,增加血流量,组织吸收养分能力增强、淋巴引流、代谢进一步增强。

3. **细胞活跃度改善**　代谢剧烈增强,细胞活跃度改善、细胞组织的毒素排出,脂肪细胞分解、胶原蛋白进一步增生。

三、应用范围

(1) 骨骼肌肉损伤。
(2) 运动员们赛前热身准备及赛后康复治疗。
(3) 运动后肌肉酸痛拉伤,舒缓肌肉僵硬和修复。
(4) 韧带扭伤。
(5) 肌肉拉伤。
(6) 运动疼痛。
(7) 瘀青,红肿。
(8) 肩周炎,肩部疼痛,肩关节活动受限,肩周怕冷,压痛,肩部肌肉痉挛与萎缩。
(9) 膝部滑囊炎健康管理,局限性红肿、痛热、活动受限等现象,形成损伤性炎症、常见的膝部滑液囊损伤。
(10) 足跟痛健康管理,指足跟一侧或两侧疼痛,不红不肿,行走不便。又称脚跟痛。
(11) 网球肘健康管理,关节外侧酸痛,顾客自觉肘关节外上方活动痛,疼痛有时可向上或向下放射,感觉酸胀不适,不愿活动。腿肚转筋健康管理,发作时可持续数秒或数十秒,发生在小腿和脚趾的肌肉痉挛最常见,发作时疼痛难忍。

四、规范操作程序

1. **顾客准备**

(1) 咨询,与顾客进行充分沟通,了解顾客具体情况,明确顾客主要表现的现状、效果期望等,初步判断预期效果与顾客期望效果对标性并进行沟通。
(2) 观察,根据顾客表达,观察顾客具体情况便于针对性治疗。
(3) 签订《术前知情同意书》。

2. **物品准备**　甘油、抽纸若干、氯化钠溶液、一次性洁面巾、一客一换毛巾、仪器治疗头。

3. **仪器操作步骤及操作要领**　治疗部位选择→备皮→涂抹甘油→治疗→使用纸抽擦拭干净→彻底清洁→治疗后护理。

(1) 根据顾客运动损伤的部位和严重程度进行评估。
(2) 检查顾客是否带有金属饰品,若带有金属饰品则将饰品摘除放置自封袋内保存好。
(3) 根据顾客运动损伤的部位选择合适的体位(俯卧位、仰卧位或坐卧)。
(4) 使用一客一用的毛巾将顾客的衣服包裹,避免甘油浸染。

(5) 将一次性洁面巾用氯化钠溶液浸湿,使用浸湿后的洁面巾对治疗部位进行备皮。

(6) 取适量甘油放置于手心,并使用双手将甘油预热后对治疗部位进行展油。

(7) 寻找运动损伤位置问题症状作为操作加强重点。

(8) 第一步,温感1~3选择电阻模式针对问题症状位置进行定点加强,结合轻、柔、缓、慢的方式进行定点畅通气血(每个点1分钟)抬起后再进行操作。根据部位面积进行操作,预计5分钟。第二步,直推式来回安抚整个治疗部位(能量从40%开始,根据顾客情况调整能量及选择相应的操作头,预计15分钟)。针对运动损伤瘀青,红肿联合电容模式进行治疗;直推式来回安抚整个治疗部位(根据顾客情况调整能量及选择相应的操作头,预计15分钟)。

(9) 操作完毕后,使用抽纸将治疗部位的甘油擦拭干净,再使用一次性洁面巾用氯化钠溶液浸湿后进行彻底清洁。清洁完毕后操作师离开房间,给顾客独立空间穿衣。

五、疗程设定

(1) 根据顾客皮肤具体情况设定治疗几个疗程。

(2) 一个疗程10~16次,2~3次/周。

六、使用注意事项

1. 治疗过程

(1) 操作手具:治疗头90°垂直皮肤,完全贴合皮肤,不要翘起,不要悬空,避免能量输出不均匀烫伤顾客。

(2) 金属饰品和体内有金属一定要检查后清除,避免烫伤顾客。

2. 治疗后护理

(1) 术后与顾客沟通治疗体验及注意事项;治疗当天不能淋浴。

(2) 治疗当天不可吹空调。

七、并发症及其处理

治疗部位治疗完毕会有热胀感属于正常现象无须治疗。

口干舌燥,细胞活动力增加,如同运动后一样会口渴,请多喝水,操作前、中、后配合喝水。

皮肤痒,通常皮肤干燥、有湿气的体质会有皮肤热、痛、痒,肾不好的体质经过养生液的中药成分会帮助湿寒外排而引起瘙痒的现象,肝胆功能不好的体质可能会有风疹块的排除现象;可以通过大量喝水帮助代谢,配合淋巴疏通效果更佳。

手脚末端麻、触电感,是末梢神经传导和血液循环改善的好现象。3次后逐渐好转;配合定点加强:上肢肩井穴、肩俞穴、天棕穴,下肢环跳穴、委中穴、承扶穴。

任务评价

思考题

1. 运动后肌肉酸痛拉伤,采用本方案治疗后皮肤热、痛、痒,如何处理?
2. 如顾客反馈没有舒缓肌肉僵硬和修复的效果,你应如何处理?

(蔚　东)

任务八　美容仪器使用后正常反应处理

学习目标

1. 了解皮肤潮红、干燥、脱屑、红疹的原因。
2. 掌握皮肤潮红、干燥、脱屑、红疹的处理方法。
3. 能根据出现的反应做出判断，并给出有效的解决方案。
4. 关心顾客，能通过有效沟通安抚顾客，避免紧张。

情景导入

小丽在美容机构做完光子嫩肤之后，皮肤出现红疹。咨询医生之后了解到这是正常的术后反应。

问题：为什么会出现以上类似的情况呢？应该如何处理？

学习内容

一、皮肤潮红

（一）皮肤潮红的原因

1. 药物刺激　　局部长期使用糖皮质类激素药物，引起毛细血管扩张，导致皮肤变薄、萎缩等；使用含苯甲酸成分的美容护肤品，反复刺激薄嫩、细腻的皮肤，使没有受到保护的真皮层暴露于外部，接受强烈紫外线照射所致。

2. 地域影响　　很多居住在高原和寒冷地区的人会出现面部潮红的现象，因高寒地区的空气较稀薄，身体需要更多的红细胞以吸收足够的氧气，而红细胞携带的血红蛋白一旦增加，面部的颜色就会比较红润。或受过冻伤，致使血液循环受阻，血流瘀滞，使面部呈现一条条红血丝。

3. 温度影响　　皮下组织中有血管存在，因受神经因素的影响而扩张或收缩，尤其是两颊部毛细血管丰富，故两颊更易红。面红若只是在冬季时发生，则与温度的变化有更多关系。一般而言，热会使皮肤血管扩张，造成脸部潮红。冷可使血管收缩，当温度回升时，血管则会反弹性扩张造成脸红。

（二）皮肤潮红的治疗方法

1. 首选激光治疗　　快速、安全、有效，标本兼治。常用激光美容仪器包括脉冲光美容仪、点阵激光美容仪和红蓝光美容仪。

2. **化妆品**　化妆品只能从皮肤的表层改善红皮肤潮红的症状,治标不治本。同时,需要注意外用产品可能含有激素成分及有害化学物质,存在二次损伤皮肤的风险。

3. **外用激素药膏**　能在短时间内快速缓解症状,但是这类药膏不良反应极大,会产生依赖性,导致症状反复发作,皮肤更加敏感,形成激素依赖性皮炎。

(三) 皮肤潮红的护理方法

(1) 禁止使用激素类药膏。

(2) 防晒防寒,每日涂抹防晒霜物理防晒,夏日出门打伞遮阳,冬日出门加强面部保暖。

(3) 注意补水保湿,让皮肤保持水分充足。

(4) 注意饮食,多吃水果、蔬菜,避免辛辣刺激食物。

(5) 注意皮肤角质健康,避免经常去角质,宜温水洗脸。

> **？想一想**:为什么会出现皮肤潮红现象?为避免皮肤潮红应该注意哪些问题?

二、皮肤干燥、脱屑

(一) 皮肤干燥、脱屑的原因

(1) 皮肤角质层厚度约为 20～30 μm,超过 30 μm 则皮肤脱屑。

(2) 皮肤底层干燥,水油不平衡,做完激光治疗之后因为光热作用会带走皮肤的部分水分,造成皮肤暂时性缺水,皮肤代谢异常出现干燥、脱屑现象。

(3) 本身是激素依赖性皮炎,做完激光治疗后皮肤出现应激反应,皮肤脱屑。

(4) 操作时局部扫描次数较多,能量密度过大,局部热累积过多,造成皮肤受损、脱水、脱屑。

(5) 治疗后护理不恰当,未涂抹营养类修复型产品,导致皮肤屏障受损、缺水、代谢异常,造成干燥脱屑。

(二) 皮肤干燥、脱屑的处理方法

(1) 针对原因(1)的顾客,可做一些清除角质的项目。

(2) 针对原因(2)的顾客,治疗前预防:做光电项目之前全脸涂抹抗衰精华或者敷补水面膜,治疗后积极护理:①使用水氧仪(纯净水＋祛痘精华)低压轻轻清洗;②使用祛痘精华、抗衰精华、修复精华日常涂抹;③使用红蓝光美容仪进行修复。

(3) 针对原因(3)的顾客:①断掉激素产品,日常涂抹使用修复、消炎、祛痘精华;②红蓝光美容仪修复,射频导入修复精华;③水氧仪(祛痘精华＋蒸馏水)低压清洁。

(4) 针对原因(4)的顾客,调整合适的参数;对于角质层薄的区域,能量使用不宜太高,不可重复扫描;治疗后敷1周补水面膜。

(5) 针对原因(5)的顾客,进行正确的治疗后护理,如使用激光术后专用的修复产品进行修复,注意补水保湿防晒。

> **？想一想**:皮肤干燥、脱屑的原因是什么?如何处理皮肤干燥、脱屑?

三、皮肤红疹

(一) 皮肤红疹的原因

(1) 皮肤敏感、季节性过敏、不当护肤品等造成皮肤红疹。
(2) 激光治疗后未及时术后护理,造成皮肤代谢异常,皮脂腺分泌异常,出现红疹。
(3) 激素依赖性皮炎,停用激素或激光刺激后,出现皮炎反复,出现红疹。
(4) 激光操作扫描次数较多,能量密度过大,造成热累积过多,形成红疹。
(5) 激光操作后护理不当、产品使用不当或营养修复型产品涂抹过多,造成皮肤红疹。

(二) 皮肤红疹的处理方法

(1) 针对原因(1)的顾客,可以日常使用有修复皮脂膜功能的弱酸性洁面产品洁面,以及使用消炎精华、修复精华、修复霜等产品修复皮肤。
(2) 针对原因(2)的顾客,治疗前预防:做光电项目之前全脸涂抹抗衰精华或者敷补水面膜,治疗后积极护理:①使用水氧仪(纯净水+祛痘精华)低压轻轻清洗;②使用祛痘精华、抗衰精华、修复精华日常涂抹;③使用红蓝光美容仪进行修复。
(3) 针对原因(3)的顾客:①断掉激素产品,日常使用修复、消炎、祛痘精华;②红蓝光美容仪修复,射频导入修复精华;③水氧仪(祛痘精华+蒸馏水)低压清洁。
(4) 针对原因(4)的顾客,调整合适的参数;对于角质层薄的区域,能量使用不宜太高,不可重复扫描。
(5) 针对原因(5)的顾客,进行正确的治疗后护理,如使用激光治疗后专用的修复产品进行修复。
(6) 案例对比。皮肤红疹治疗前后的变化如图4-8-1所示。

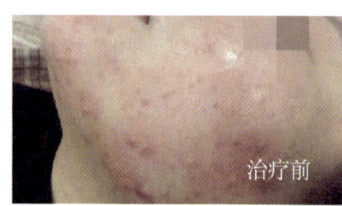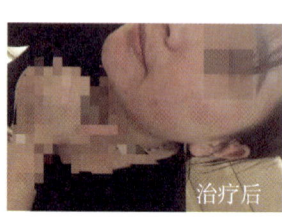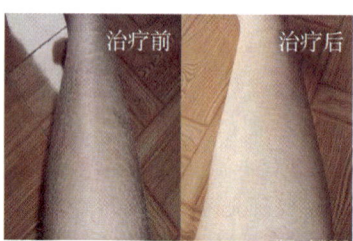

▲ 图4-8-1 皮肤红疹治疗前后的变化

想一想:皮肤红疹的原因是什么?激光治疗后皮肤红疹有哪些处理办法?

四、美容效果不明显

(一) 美容效果不明显的原因

1. 顾客因素

(1) 顾客承受能力。光热作用会刺激真皮乳头的神经末梢产生疼痛。对于耐受力弱的顾客,医生在治疗过程中不得不使用更低的能量密度,从而使治疗的次数增加,单次治疗的时间变长,故治疗效果不佳。

(2) 顾客皮肤的颜色。深肤色说明表皮的色素含量高和真皮乳头血红蛋白的含量较高，此类顾客在接受光疗时更容易导致表皮灼伤。此时，医生必须确保良好的表皮冷却方可以保障高能量密度作用于靶组织。

(3) 顾客皮下脂肪的厚度。皮下脂肪的厚度决定了热缓冲的速度。皮下脂肪越厚，则对光热作用的热缓冲越强烈。故医生会根据脂肪层的厚度调整能量密度，以期获得理想的临床效果。

(4) 顾客的诉求。医生必须清楚地告知顾客在治疗前的准备、治疗时的正常和异常现象、异常的结果及有哪些护理，以及治疗愈合和可能发生的并发症及相应的预防措施。

(5) 顾客的经济条件。当今更多的医疗美容机构采取多种设备的联合治疗，以及采用治疗后更加有效的医用护肤品，应根据顾客的经济条件量身定制治疗方案。

(6) 顾客是否严格执行了护理要求。如顾客未能根据使用规定使用术后护理产品，或未能在规定时间内使用治疗后护理产品，或未积极地进行防晒，或护理不当。

2. 医生因素

(1) 皮肤美容科室的设置是否得当。目前，世界一流的皮肤美容科室设置为最少11个治疗室，使用多达近20台设备，从而组成了一个皮肤美容的生态系统来保障治疗的效果和安全。那种靠2~3台仪器就能让皮肤美容科生存的时代已经一去不复返了，所以医生是否加盟或创建了一个皮肤美容生态系统是确定治疗效果的必要条件。

(2) 医生是否采用合适的治疗方案。医生必须具有扎实的皮肤基础知识、激光与组织相互作用知识、皮肤病变知识及美容仪器知识，才能确保给顾客提供合适的治疗方案。

(3) 医生是否选择了合适的治疗参数及手法。一台美容仪器中有很多参数可调，一个优秀的皮肤美容科医生一定要对参数的意义了然于胸，这样才能做到人机合一。

(4) 治疗时的操作细节。例如，治疗时冷凝胶使用不当，冷凝胶作为温度传导介质是应用的根本；治疗时照射角度未做到垂直；治疗时未做到彻底清洁；治疗时未积极导入营养液。

(5) 只重视治疗，未重视治疗前备皮清洁及治疗后护理。强烈建议医生治疗前必须积极地备皮，以保障光针对靶组织的作用；同时建议医生治疗前备好修复产品。

(6) 医生的个人素质。这一点非常关键，只有具备高超医术和良好职业道德，才能以顾客为中心，更好地服务于顾客。

(二) 美容效果不明显的处理方法

主动与顾客积极沟通，说明治疗情况，按照标准流程立即开始第2次治疗，直到达到临床终点。

> **想一想**：美容效果不明显的原因是什么？有哪些处理方法？

任务评价

思考题

1. 激光脱毛过程中出现皮肤发红、痒、痛不适，属于治疗正常反应吗？如何处理？
2. 顾客对激光皮肤红疹，感到紧张，担心留下色素沉着，此时应如何处理？

（辛巧霞）

任务九 美容仪器使用后异常反应处理

学习目标

1. 了解热损伤、皮肤敏感、毛细血管扩张的表现和原因。
2. 掌握治疗后的异常反应及处理方法。
3. 能够实际操作达成热损伤修复的临床终点。
4. 关心顾客,能通过有效沟通安抚顾客,避免紧张。

情景导入

李女士看到身边的朋友做了"聚焦超声美容",明显年轻了很多。她也跟着做了,可做了第二天,面部出现明显的水疱、红肿、疼痛,有明显皮肤过敏的症状。

问题:这些属于正常反应还是异常反应?可能由哪些因素引起,应如何处理?

学习内容

一、热损伤

(一)热损伤的表现和原因

75℃以上皮肤组织会出现热凝固现象,如果热作用的时间足够长,一定会导致组织的热损伤(热凝固、热坏死),热损伤表现为红、肿、热、痛。红是由于炎症病灶内充血所致。肿是炎性渗出与水肿所致。热是由于动脉性充血及代谢增强所致。痛是因为炎症病灶渗出,造成组织肿胀、压迫神经末梢所致。

选择性光热作用的热损伤是指靶组织温度升高得极快,远远高于周围正常组织温度的升高,且在理想的时间内靶组织产生热坏死或机械性坏死,而不损伤周围正常组织。而此时的时间尤为关键,医生可以调节参数,确保仅仅是靶组织达到热坏死。

(二)热损伤的处理方法

(1)冰敷,直至红、肿、热消散。

(2)使用皮肤修护生物纤维面膜。这种功能性面膜采用先进的生物发酵技术,特别添加了某些干细胞萃取物和表皮生长因子修复液,集舒缓、修复、保湿功效于一体,减缓红肿疼痛,特别用于激光治疗后的护理。

(3)使用修复系列产品,抗炎、修复、消肿、祛红、美白、祛斑、减轻色素沉着。

> 想一想：热损伤有哪些表现？常规处理方法有哪些？

二、皮肤敏感

（一）皮肤敏感的原因

1. **案例说明** 李女士在一家美容院签订了10次一疗程的负压清洁项目，每周做1次。由于本身面部角质层较薄，再加上过度清洁和不当清洁造成皮肤敏感（图4-9-1）。

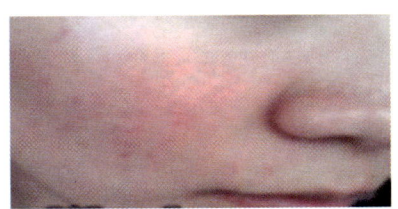

▲ 图4-9-1 皮肤敏感症状

2. **原因分析** 表皮分为角质层、透明层、颗粒层、棘层和基底层5层。皮肤外有一层透明的弱酸性薄膜，叫作皮脂膜。皮脂膜的完整性和角质层的层次以及含水量是造成皮肤敏感的重要因素。如果皮脂膜分泌异常，角质层代谢异常低于5～15层（20～30μm），则会导致皮肤敏感。

（二）皮肤敏感的分类

根据导致皮肤敏感的原因分类如下。

（1）由于自然环境造成的皮肤敏感（如低温、风、紫外线）。

（2）由于使用糖皮质激素造成的激素性皮炎（如使用功能性护肤品）。

（3）由于不当清洁方式造成的皮肤敏感（如使用碱性清洁剂、过度使用清洁仪）。

（4）由于皮脂膜受损造成的皮肤敏感（如过度光疗）。

（5）由于不当护理造成的皮肤敏感。

（三）皮肤敏感的处理方法

1. **解决方案** 每周1次低压水氧（加用修复营养液），以修复补水补养脱敏为主；每个月做1次低能量的光子嫩肤，刺激胶原再生，促进表皮修复。

2. **操作要点** 在操作时尽量使用低能量的方式进行皮肤护理；采用水氧治疗代替负压清洁治疗，减少角质层非自然剥落；增加修复产品，促进表皮再生；使用低能量光子嫩肤，促进真皮框架的修复，增加真皮活性。操作过程中注意保护好眉眼等部位。

3. **临床终点**

（1）水氧。皮肤整体提亮变白，补水滋润。

（2）光子嫩肤。皮肤出现热感，微微发红，半小时内自行消退，皮肤光滑、有光泽。

4. **术后护理** 1～3天大量涂抹祛斑精华液、消炎精华液和修复精华液加温补水、保湿、防晒；禁止使用碱性清洁剂，多用滋润补水产品；忌口（海鲜、牛羊肉、柠檬等食品）。

5. **案例对比** 皮肤敏感治疗前后的对比如图4-9-2所示。

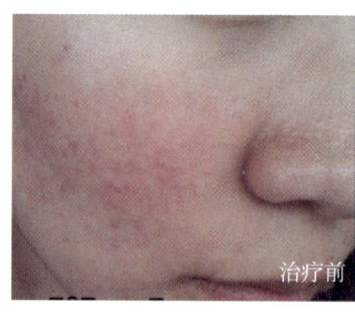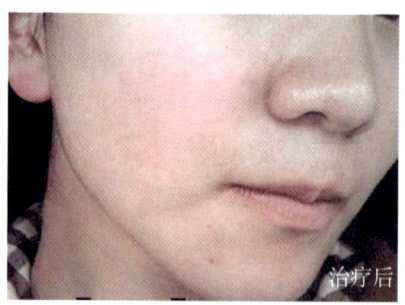

▲ 图 4-9-2　皮肤敏感治疗前后对比

❓ 想一想：皮肤敏感有哪些处理方法？皮肤敏感的护理有哪些注意事项？

三、毛细血管扩张

（一）毛细血管扩张的原因

1. 案例说明　王女士 30 岁，平时因为工作和生活压力大，没有时间护肤，也不注意保养，出门时也不怎么涂防晒霜。最近一段时间发现脸上的皮肤特别容易变红，还能看到一些红血丝，尤其天气变冷或者变热时更为明显，为此特别苦恼。

2. 原因分析　在正常情况下，根状红血丝是肉眼难以看见的。但是由于一些外界因素导致局部毛细血管扩张，最终变成这种肉眼可见的根状红血丝。一般情况下，15%～20%的正常人群也会有红血丝，在我国西北地区比较多见。

（1）个人习惯。如喜欢吃辛辣刺激性食物或者喜欢喝酒等，都有可能导致毛细血管扩张。

（2）紫外线辐射。强烈的紫外线辐射可伤害皮肤角质层，导致局部毛细血管扩张和根状红血丝。

（3）使用含有重金属的化妆品。这些化妆品容易使毒素残留在表皮，最终伤害角质层，也可能因为角质层过薄，导致局部毛细血管扩张。

（4）区域环境的因素。如高原气候地区，由于海拔比较高，导致皮肤缺氧，血液里的红细胞数量增多，最终导致局部毛细血管扩张。

（二）毛细血管扩张的处理方法

1. 解决方案

（1）根状红血丝：关于这种根状的红血丝治疗比较简单。用 980 nm 激光美容仪就可以解决。如果面积比较大的建议分两次治疗。目的就是防止如果一次性治疗导致炎症过大术后不好恢复。

（2）面部潮红：就是俗称的"大红脸"或者"高原红"。面部潮红者面部（尤其是颧骨两侧）看上去比正常的肤色稍微偏红，边界呈圆形。这种皮肤角质层比较薄，而且特别敏感，过冷、过热或者是情绪激动时脸色会变红。面部潮红跟根状红血丝的区别：根状红血丝扩张的毛细血管比较粗。如果拿放大镜看面部潮红，其实扩张的毛细血管也是根状的，只是比较细比较密集。

2. 操作要点

（1）980 nm 激光美容仪祛红血丝的操作要点：①手具和皮肤呈 45°。②先用 600 mJ 的能量、脉宽 60 ms、频率 2 Hz 操作后,检查红血丝是否消失。③勿重复扫描。

(2) OPT 祛红血丝的操作要点:①选择 585～1 200 nm 滤波片。②选择手具,调节界面参数至看到红血丝变为青紫色或暗紫色。③每次调整参数,必须空放 2 次光。④光斑重叠 1/3～2/3。⑤红血丝部位做到临床终点(血丝颜色变为青紫色或暗紫色),其他部位做嫩肤,一定全颜面治疗。⑥治疗后将冷凝胶清洁干净,用柔和素或化蝶水氧治疗仪清洁皮肤。清洁完毕即刻涂抹祛斑精华液、消炎精华液和修复精华液,然后敷生物纤维面膜或水光面膜。⑦若顾客感觉红、肿、热刺感比较明显,应立即冰敷。

3. 临床终点

(1) 980 nm 激光祛红血丝实操临床终点:肉眼可见红血丝消失。

(2) 强脉冲光祛红血丝临床终点:顾客能够感觉明显的热刺感。治疗部位血丝颜色变为青紫色或绛紫色。其他部位做嫩肤,一定要全颜面治疗。

4. 治疗后护理

(1) 治疗后使用柔和素清洁皮肤。

(2) 治疗后即刻使用祛斑精华液、消炎精华液和修复精华液,术后即刻进行冷敷,前 7 天每 2 小时 1 次;结痂脱落后用修复精华液和祛斑精华液。

(3) 每天晚上睡觉前,涂抹修复精华液和祛斑精华液后再入睡。

(4) 治疗后 7 天每天敷生物纤维面膜或水光面膜。

(5) 治疗后结痂属正常现象,确保痂皮自行脱落,严禁人为剥脱。

(6) 治疗后用"纯净水(非自来水)+柔和素"洁面。

(7) 治疗后 2 周勿用填充物或其他注射治疗,忌食辛辣、刺激性、色素较多的食物及海鲜发物。

(8) 如有不适,应及时向操作师咨询,切忌自作主张,自行处理。

(9) 2 周内禁止热刺激、化学刺激。

(10) 治疗后积极防晒,外用防晒产品,并注意物理遮挡。

5. 案例对比

毛细血管扩张治疗前后对比如图 4-9-3 所示。

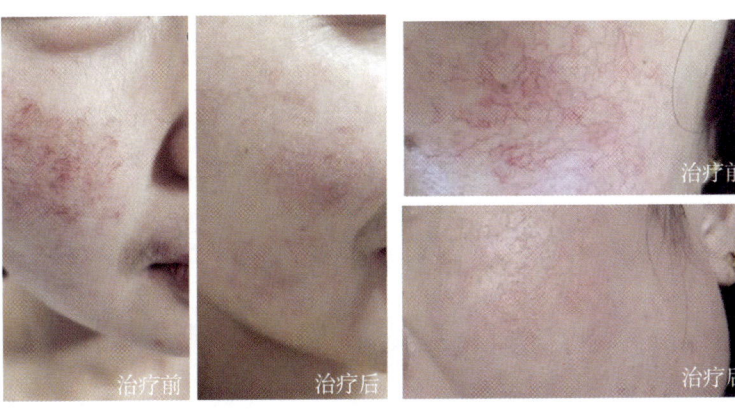

▲ 图 4-9-3 毛细血管扩张治疗前后对比

> **想一想**：毛细血管扩张的原因有哪些？有哪些处理办法？

任务评价

思考题

1. 如何降低光电仪器治疗后出现异常反应的风险，如情景导入中李女士的情况。
2. 顾客王女士认为是激光技师的操作不当造成的损伤，要求退款，但最后意识到原因在于自己术后护理不到位，情绪也平稳下来。如果你遇到这样的情况会如何处理？

（叶秋玲　申泽宇）

References 主要参考文献

1. 刘永生,肖嵘. 现代激光美容[M]. 北京:人民卫生出版社,2019.
2. 项蕾红,周展超. 皮肤美容激光治疗原理与技术[M]. 北京:人民卫生出版社,2014.
3. 何黎,许爱娥,高天文等. 中国黄褐斑诊疗专家共识(2021版)[J]. 中华皮肤科杂志,2021,54(2):111-113.

附 录

附录一　美容仪器应用课程标准

一、课程名称

美容仪器应用。

二、适用专业与面向岗位

既适用于医学美容技术、护理、美容美体艺术、中医康复保健等相关专业；也适用于美容企业培训。主要面向大健康产业的美容技术、销售、管理及培训等岗位。

三、课程性质

本课程是基于美容仪器应用典型工作任务开发的专业技术技能必修课程，以美容应用解剖、美容美体技术、化妆品应用等多门专业课程相关知识和基本技能操作为基础，是操作性较强的一门专业综合实践课程。课程内容与1+X美容光电仪器操作职业技能等级证书考证内容以及光电仪器操作竞赛融合，与美容技术服务、仪器销售、仪器管理与维护等岗位典型工作任务要求紧密对接，旨在培养遵守职业规范，有风险防范意识，熟知仪器日常维护，能安全、规范操作美容仪器，正确运用美容仪器的知识和技术解决顾客美容需求问题的高素质人才。

四、课程设计

（一）设计思路

本课程以"立德树人根本任务"为指导，秉持"行动导向、德技并修"的教学理念，充分挖掘课程所蕴含的思政教育元素，将"敬畏生命、崇尚健康，工匠精神、爱岗敬业、诚实守信"价值观与"科学严谨、精益求精、法律意识、风险防范意识"的职业素养自然融合。以"项目导向、任务驱动、课证融通、多标融合、育训结合、学生本位"为原则，基于岗位工作过程的典型工作任务重构课程内容，设计学习项目及任务，以真实案例引入学习任务，突出美容仪器操作基本能力及职业规范意识培养，体现基于工作的学习，实现"课程承载思政"与"思政寓于课程"的有机统一，知识传授与能力培养相统一，课程标准与1+X证书标准相统一。"教、学、做"一体化的结果导向评价，打破了以知识传授为主要特征的传统学科课程模式。利用"互联网+教学资源"，采用"项目教学、案例教学、任务训练"等方法达成本课程学习目标。

（二）内容组织

内容组织突出思想性、科学性、实践性、前沿性、规范性，兼顾多方需求。一是满足职业院校不同层次的学历教育要求及企业培训要求，二是适应美容行业快速发展对人才的要求，三是适应"互联网+职业教育"发展的要求，四是符合学习者对美容仪器应用的认知规律，本着理论知识及原理够用,岗位能力培养为重的原则,将本课程内容设计为美容仪器应用基础、皮肤美容类仪器、身体调理类仪器、综合应用4个学习单元及若干个由典型工作转化形成的学习任务。并在相应的任务中融入1+X美容光电仪器职业技能等级证书标准(初、中、高级)考核内容及评价标准,以及美容仪器的新技术、新工艺、新规范,实现"岗课赛证"融通。

五、课程教学目标

(一)知识目标

1. 了解各类美容仪器作用原理及应用范围。
2. 熟知各类美容仪器维护保养标准。
3. 熟悉常用美容仪器操作流程及操作规范。
4. 熟悉常用美容仪器的操作方法及使用注意事项。
5. 掌握治疗后皮肤护理要点及异常反应处理方法。

(二)能力目标

1. 能够按照美容仪器管理标准,完成仪器保养与维护工作。
2. 能够按规范要求操作常用美容仪器。
3. 正确说明仪器治疗注意事项与护理要点。
4. 能够按照各类治疗回访要求进行常规处理。
5. 根据不同美容需求正确选择仪器。
6. 根据仪器操作流程及护理要点与顾客进行有效沟通。
7. 能够根据仪器作用原理正确选择匹配的产品。
8. 正确理解仪器使用说明书并按规范要求对仪器进行拆装。

(三)素质目标

1. 敬畏生命、崇尚健康、诚实守信。
2. 遵守法律法规,严格执行操作规范
3. 以人为本,具有安全意识和风险防范意识。
4. 工作细心、耐心、用心。
5. 关心顾客感受,尊重顾客隐私。

六、参考学时与学分

参考学时:高职72学时,学分为4学分;中职54学时,学分为3学分。

七、课程结构及内容

序号	学习单元	学习任务	职业能力要求(知识、素质、技能)	教学组织	学时
1	美容仪器应用基础	仪器基础知识认知	1. 了解美容仪器分类、性能、产地及应用领域,并与顾客沟通。 2. 理解激光、射频等物理美容原理及作用。 3. 掌握各类仪器(清洁、导入、治疗等)的美容作用和仪器名称、常用类型及适用人群。	讲授法、分组讨论、案例分析等	2

续　表

序号	学习单元	学习任务	职业能力要求(知识、素质、技能)	教学组织	学时
			4. 熟悉光电美容仪器操作的资质要求和使用规范,遵守职业规范。 5. 能够正确客观地介绍各类美容仪器及作用特点,清晰讲解美容仪器原理及应用。		
		仪器维护与管理	1. 了解美容仪器日常维护与管理要求(清洁、防尘、防潮、防晒)。 2. 遵守美容仪器使用管理制度(使用情况登记、仪器耗材等)。 3. 掌握光电类仪器使用、放置的注意事项。 4. 掌握常用美容仪器的拆装、清洁及消毒方法,严格遵守操作规范。 5. 能够按仪器维护与管理要求,做好美容仪器的日常维护和定期保养工作。	现场教学、案例教学、岗位实践	4
		仪器与产品搭配	1. 了解仪器美容项目对搭配美容产品的要求(类型、性状及作用特点)。 2. 掌握仪器与美容产品搭配的原则及注意事项。 3. 根据仪器美容流程步骤对美容产品的要求正确使用产品。 4. 理解仪器美容效果与美容产品类型及性状的关系。 5. 掌握不同性状和作用的美容产品与美容仪器配合使用的方法和步骤。 6. 能够根据仪器美容要求正确搭配美容产品。	项目化教学、案例教学、岗位实践	6
2	皮肤美容仪器	检测类仪器应用	1. 了解皮肤检测类仪器常用类型、基本结构与原理。 2. 掌握皮肤检测仪美容应用范围、操作程序及使用注意事项。 3. 能规范操作皮肤检测仪,对检测结果进行正确客观分析和判断。 4. 根据检测结果及顾客需求,提出科学、合理的护理建议并与顾客沟通。	项目化教学、任务训练、小组讨论、岗位实践	4
		清洁类仪器应用	1. 了解负压清洁美容仪器基本结构与原理。 2. 掌握负压清洁美容仪器的美容应用范围、操作程序及使用注意事项。 3. 使用仪器对皮肤进行深层清洁,操作规范。 4. 具有安全责任意识,能按仪器使用与管理要求做好仪器使用登记、清洁、消毒等常规工作。	讲授、任务训练、案例分析、岗位实践	4
		保养类仪器应用	1. 了解导入美容仪、注氧美容仪等美容类美容仪器基本结构与原理。 2. 掌握使用仪器导入营养成分的操作步骤及使用注意事项。 3. 根据皮肤美容方案,正确选择和使用保养类仪器搭配的美容产品、仪器操作规范。 4. 具有安全责任意识和成本意识,能按仪器使用与管理要求做好仪器使用登记、使用后的清洁、整理归位工作。	讲授、任务训练、案例分析、岗位实践	4
		治疗类仪器应用	1. 了解激光美容仪器的分类,基本结构及适应人群。 2. 掌握点阵激光、Q激光、脉冲光等激光美容仪器治疗作用及适应证、禁忌证。 3. 掌握激光美容仪器的操作方法、步骤及注意事项。 4. 了解激光治疗操作资质及应用场景的要求,严格执行操作规范。		

续 表

序号	学习单元	学习任务	职业能力要求(知识、素质、技能)	教学组织	学时
			5. 掌握术前术后护理要点,并指导顾客做好术前术后护理。 6. 具有安全责任意识和成本意识,能按仪器使用与管理要求做好仪器使用登记、使用后的清洁、整理归位工作。 7. 熟悉仪器治疗操作流程,完善顾客信息,了解术前拍照要求(角度、光线)。 8. 关心顾客,与顾客沟通护理要点及注意事项,耐心解释顾客提问,避免产生紧张情绪。 9. 治疗时,关心顾客,关注效果。 10. 根据治疗方案做好术前皮肤护理、消毒、仪器调试等准备工作。 11. 能根据治疗情况,做好定期回访和记录,能及时判断术后反应是否正常并正确处理。	项目化教学、案例教学、小组讨论、岗位实践	20
3	身体调理类仪器	美体塑型类仪器应用	1. 了解用于身体调理项目仪器(美容综合仪、减脂仪、电磁修复等)的基本结构与原理。 2. 掌握这类仪器的美容应用范围、操作步骤及使用注意事项。 3. 能够规范操作这类仪器,解释仪器使用效果,正确使用与仪器搭配的美容产品。 4. 对比仪器使用前后效果,做出科学、客观的分析判断和解释。 5. 具有安全责任意识,能按仪器使用与管理要求做好仪器使用登记、使用后的清洁、整理归位工作。	项目化教学、案例教学、岗位实践	8/6
		养生调理类仪器应用	1. 了解养生调理类仪器(如艾灸仪器)基本结构与原理。 2. 掌握养生调理类仪器的应用范围、操作步骤及使用注意事项。 3. 具有安全责任意识,能够规范操作养生调理类仪器,科学、客观地解释仪器调理作用及效果。 4. 掌握养生调理常用穴位的名称、定位,能根据项目要求正确取穴。 5. 根据仪器使用与管理要求,进行仪器清洁、整理归位工作。	项目化教学、案例教学、岗位实践	4
4	常见美容问题解决方案	面部问题皮肤仪器应用方案制定与实施	1. 了解用于皮肤抗衰老的预防与治疗方面的仪器类型及效果评价。 2. 掌握美容光电仪器解决面部皮肤问题(色斑、痤疮、老化等)的优势和特点。 3. 掌握可用于治疗问题皮肤,如色素性皮肤、衰老皮肤的美容仪器联合应用原理。 4. 根据仪器联合应用原理,设计解决面部问题皮肤应用顺序及间隔时间等。 5. 能够根据顾客需求及面部问题皮肤,制定合理的仪器联合应用方案。	项目化教学、案例教学、岗位实践	10/6
		仪器使用后正常反应处理	1. 掌握美容光电仪器使用后皮肤正常反应的表现、处理方法。 2. 掌握术后皮肤补水护理建议及要点。 3. 掌握术后皮肤防晒建议及要点。 4. 熟悉术后提醒需告知的内容。 5. 客观说明术后出现异常情况的可能性,术后1周皮肤变化情况。 6. 掌握术后注意事项、护理要点及治疗部位正常反应的书写要点。 7. 理解术后教育相关内容,并针对顾客反应正确解释。	项目化教学、案例教学、岗位实践	2

续 表

序号	学习单元	学习任务	职业能力要求(知识、素质、技能)	教学组织	学时
		仪器使用后异常反应处理	1. 掌握术后反应较重(水疱、色沉、色脱等)的处理方法。 2. 掌握术后特殊反应情况的处理方法。 3. 掌握术后1周内每日跟进的内容。根据跟进情况判断是否是异常反应。 4. 能够对术后异常、变化(肿胀、红肿、刺痛等)等问题进行及时处理。 5. 具备指导冰敷、使用补水面膜、湿敷、口服药物、修复产品的使用和讲解清晰。	项目化教学、案例教学、岗位实践	4/2
		合　计			72/54

八、资源开发与利用

（一）教材编写与使用

1. 教材编写：基于本专业职业岗位（群）技术发展和职业岗位能力相关要求，结合1+X美容光电仪器职业技能等级证书标准、竞赛标准及岗位的典型工作任务要求组织教材内容。

2. 教材内容与课程思政元素自然融入，将安全责任意识，职业操作规范贯穿始终。突出"技术核心、能力本位"的职业教育思想，遵循学生认知规律，以仪器使用、维护与管理工作任务为主线，按仪器基本操作规范及流程，对接工作过程典型工作任务，设计体现基于工作的学习任务，使教学内容与工作内容紧密结合，引入真实工作案例、情景、用物用品准备及典型案例效果对比等，配合图片、操作视频（二维码），教材呈现形式立体丰富。适合职业院校线上线下教学、学生在线学习、自主学习的学习形式，也适用于技能培训和考证。

（二）数字化资源开发与利用

集中学习利用案例、图片、视频、教学课件、微课等教学资源，岗位实践可利用校企共同开发的学习软件或二维码，在手机移动端进行在线学习、答疑、知识考核评价等。

（三）企业岗位培养资源的开发与利用

仪器使用效果对比（图片、视频等）、顾客评价与反馈、服务流程跟进、投诉处理的典型案例资料，可整理汇编为教学案例。校企共同编写教材，可根据教学需要录制操作视频，以二维码形式插入与教材内容对应部分，方便更新。

九、教学建议

本课程教学采用项目教学、案例教学、现场教学、角色扮演、任务训练及岗位实践等形式，突出学生岗位能力和职业素质的培养。任务设计遵循学生认知规律，案例真实有代表性。

1. 案例或情景导入调动学生参与互动、主动学习的积极性。教学活动设计应围绕仪器操作技术能力培养，责任意识和安全意识融入全课程的学习任务。体现教学过程与工作过程对接、教学内容与岗位能力标准要求对接，避免单纯知识传授的教学模式，采用任务训练、体验式学习、情景教学、岗位学习等教学模式，体现"教、学、做"一体化。

2. 在企业工作岗位，开展现场教学、体验式学习、师带徒等形式完成本课程核心技术能力的训练和培养目标。

十、课程实施条件

师资团队应具有医学教育背景，以及美容行业一线技术操作岗位相关工作经验且熟悉本课程教学内容的教师担任，师资数量能满足教学要求。仪器设备先进，设施齐全，可满足仪器操作练习和项目训练要求。

十一、教学评价

学业评价采用多元评价方式，评价标准和评价内容体现岗位能力要求，重视学习过程评价，突出职业能力评价。主要考核学生能否独立、规范完成仪器操作，同时突出对职业素养的评价。评价内容重点关注学生的责任意识、安全意识、仪器基础知识掌握情况、仪器操作基本技能和工作态度。可采用学生互评和学生自评、双导师评价、顾客评价等形式。

评价方式采用操作考核、任务完成情况评价、面试、笔试、顾客满意度评价、绩效考核等。

（杨国峰　叶秋玲）

图附录-1 课程主要内容与要求结构图

能够规范应用与维护美容仪器

了解美容仪器应用

1. 了解各类美容仪器的基本原理及作用。
2. 了解电磁辐射、光、脉冲、射频等人在美容仪器上的应用范围。
3. 根据光电类、导入类、调理类、清洁类等仪器项目美容仪器，调理、正确选择产品。
4. 了解各类美容仪器的产地、特点、优势、获得认证。
3. 了解仪器分类与产品搭配的作用与注意事项。
2. 了解美容仪器的种类、应用范围。

常用仪器操作

1. 根据仪器项目操作规范，正确使用仪器。
2. 能够根据皮肤调理类、调理类、调理改善类常用仪器。
3. 能够根据仪器护理效果及注意事项告知提醒顾客注意事项。
4. 具备仪器操作的讲解能力。
5. 口头引导注意事项，有针对性。

仪器维护与管理

1. 按仪器管理规定，做好仪器日常保养，避免人为损坏。
2. 能够做好使用要求，做好新领用登记。
3. 熟悉仪器保养要求定期进行仪器检查，判断仪器性能是否正常。

美容光电仪器应用

1. 了解美容光电仪器用物品清洁、消毒的要求。
2. 熟悉各种声光电美容仪器的操作步骤、操作要求及护理方法。
3. 熟悉仪器使用注意事项、操作禁忌。
4. 熟悉常用仪器（清洁）的配件折装方法（领折装等）。
2. 熟悉治疗类光电仪器操作流程及规范。
3. 了解治疗类光电仪器基本结构、作用原理、适应范围。
1. 了解治疗类光电仪器使用前中后护理方法及注意事项。

术后护理与回访

1. 正确表达术后修复皮肤变化情况。
2. 能判断术后反应轻重程度，是否正常并进行解释和处理。
2. 能够解释术后1周皮肤变化情况，提醒下次护理时间。
3. 详细讲解治疗部位护理注意事项及部位反应规范。
4. 电话、微信术后跟踪，进行话术规范、专业。
5. 掌握术后补水、修复产品的使用方法。
2. 掌握电话、微信回访、回访的标准话术。
3. 掌握术后正常反应的表现及处理流程。
2. 掌握术后回访内容。
1. 了解术后皮肤护理方法及建议的护理要点。

术后异常处理

1. 正确表达术后异常皮肤表达情况。
2. 能判断异常情况，是否正常并进行解释和处理。
3. 表达术后注意事项、护理方式及治疗部位正常反应，说明特殊情况准确。
4. 正确指导冰敷、补水、防晒等。
5. 能及时发现处理异常情况。
4. 熟悉仪器培训方法、技术规范，操作要领。
3. 掌握培训考核标准及考核方式。
2. 掌握培训要求（人员、仪器、产品）。
1. 了解美容仪器项目培训内容及要点。

美容仪器培训

1. 能够制作培训课件，讲解美容仪器理论知识，表达清晰。
2. 具备美容仪器护理方案的理解及执行力。
3. 规范演示美容仪器操作流程及操作手法。
4. 具备学习新技术新产品的学习能力和应用能力。

附录二 美容光电仪器操作职业技能等级标准

美容光电仪器操作职业技能等级标准

（2021年2.0版）

本标准按照GB/T 1.1-2020《标准化工作规则 第1部分：标准化文件的结构和起草规则》的规定起草。

1. 范围

本标准规定了美容化妆品生产及营销、医学美容技术、中医美容、美容服务行业职业技能等级对应的工作领域、工作任务及职业技能要求。

本标准适用于美容化妆品生产及营销、医学美容技术、中医美容、美容服务行业职业技能培训、考核与评价等相关用人单位的人员聘用、岗位定位以及培训与考核。

2. 规范性引用文件

下列文件对于本标准的应用是必不可少的。凡是注明时间引用文件版本适用于本标准。凡是不注日期的引用文件，其最新版本适用于本标准。

SB/T 10437-2007《美发美容行业经营管理技术规范》
SB/T 11222-2018《管理咨询服务规范》
GB/T 20000.1-2014《标准化工作指南第1部分：标准化和相关活动的通用术语》
《医疗美容机构基本标准》
《医疗美容服务管理办法》

3. 术语和定义

国家、行业标准界定，以及下列术语和定义适用于本标准。

3.1 美容院 beauty salon

运用专业手法及设备仪器、用品用具等手段，并借助美容护肤、化妆等产品，为消费者提供护理美容、修饰美容等产品，为消费者提供护理美容、修饰美容等相关服务的经营企业和个体工商户，包括美容院、美容中心、美容会所等。

[SB/T 10437—2007,定义3.1]

3.2 美体中心 body salon

运用专业手法及仪器设备、用品（化妆品）、用具等手段，为消费者提供健康美体、塑身美容等相关服务的经营企业和个体工商户,包括 spa 馆、美体健身会馆等。

[SB/T 10437—2007,定义 3.3]

3.3 美容皮肤科

主要改善皮肤的不理想现状,让皮肤恢复正常的新陈代谢,提高皮肤健康度,延缓皮肤衰老,从肤色、肤质、肤龄、皮肤健康 4 个方面进行改善提升,从症状、新陈代谢、根源、长期管理 4 个维度,针对皮肤的不同层次解决问题。

[医疗美容服务管理办法,第一章,第二条]

4. 适用院校专业

中等职业学校:护理、中医康复技术、中医养生保健、美容美体艺术、中医护理、美发与形象设计、健体塑身、光电仪器制造与维修、康复辅助器具技术及应用、医疗设备安装与维护、医疗器械维修与营销、化妆品制造技术等专业。

高等职业学校:护理、医学美容技术、健康管理、中医养生保健、中医康复技术、针灸推拿、美容美体艺术、化妆品经营与管理、智能医疗装备技术、医用电子仪器技术、医疗器械维护与管理、智能光电制造技术、化妆品技术等专业。

应用型本科学校:护理学、基础医学、临床医学、预防医学、中医学、针灸推拿学、中西医临床医学、医学检验技术、医学实验技术、康复治疗学等专业。

高等职业教育本科学校:化妆品工程技术、医疗器械工程技术、护理、医学检验技术、康复治疗、康复辅助器具技术等专业。

5. 面向职业岗位(群)

面向美容服务行业中的美容会所(美容院、美容美体中心、健康管理机构、形象设计机构、产后修复、综合性美容美发等)、医学美容机构(整形医院、医学美容科等)中的美容师、美体师、形象设计师、美容美体顾问、店长、技术主管、仪器操作技师等职业岗位。

面向美容仪器研发和生产企业中的仪器维修、销售及培训等职业岗位。

面向医疗卫生行业中的医学美容技术服务类和医美整形服务类技术工作岗位等。

6. 职业技能要求

6.1 职业技能等级划分

美容光电仪器操作职业技能等级分为三个等级:初级、中级、高级,三个级别依次递进,高级别涵盖低级别职业技能要求。

【美容光电仪器操作】(初级):主要面向美容行业企业(生活美容、医学美容),能进行美容光电仪器的日常维护管理和按照美容光电仪器(检测类、美肤类、美体类)操作规程,独立完成人体正常皮肤及浅层组织的养护项目操作。

【美容光电仪器操作】(中级):主要面向美容行业企业(生活美容、医学美容),在初级操作技能基础上,对皮肤(身体)健康状况能进行专业咨询,按照美容光电仪器(检测类、美肤类、美体类)应用规程,独立完成皮肤深度检测分析,改善及深度维护项目操作,并能胜任对初级操作者的指导工作。

【美容光电仪器操作】(高级):主要面向美容行业企业(生活美容、医学美容),在中级操作技能基础上对皮肤(身体)健康状况能正确判断,制定皮肤(身体)管理项目方案,仪器操作后皮肤问题的处理,独立完成仪器项目管理,以及开展项目创新和培训等工作。

具体内容请扫描二维码。

美容光电仪器操作
职业技能等级标准

(叶秋玲　申泽宇　龚　磊)

附录三　《美容光电仪器操作师》职业技能证书考核试题精选

初　级

初级单项选择题考核试题（一）

单项选择题举例（更多试题及答案请扫描二维码）

1. 从（　　）年开始，中国美容行业进入高科技美肤时期。
   A．2012　　　　　　　　　　　　　B．2008
   C．2014　　　　　　　　　　　　　D．2010
2. 从 2014 年开始，中国美容行业进入（　　）。
   A．生活美容时期　　B．高科技美肤时期　　C．大医美时期　　D．SPA 养生时期
3. 从 2014 年开始，（　　）进入高科技美肤时期。
   A．中国美容行业　　B．美容行业　　　　　C．美容　　　　　D．美容行业企业
4. 中国的美容发展起步于（　　），已走过近 30 年的路程。
   A．20 世纪 80 年代早期　　　　　　B．20 世纪 90 年代末期
   C．20 世纪 80 年代中期　　　　　　D．20 世纪 80 年代末期
5. （　　）是生活美容时期的特点。
   A．个性　　　　　　B．潮流　　　　　　　C．跟风　　　　　D．高效
6. 跟风是（　　）的特点。
   A．大医美时期　　　B．SPA 养生时期　　　C．高科技美肤时期　D．生活美容时期
7. 纵观中国美容行业近 30 年的发展，大致可分为（　　）个时期。
   A．4　　　　　　　　B．3　　　　　　　　C．5　　　　　　　D．6
8. 以下不属于美容行业 4 个时期的是（　　）。
   A．生活美容时期　　B．大医美时期　　　　C．医学美容时期　　D．高科技美肤时期
9. 大医美时期是（　　）。
   A．2007—2014 年　　B．2008—2014 年　　　C．2008—2015 年　　D．2005—2014 年

单项选择题 1
及答案
（共 44 题）

初级单项选择题考核试题（二）

单项选择题举例（更多试题及答案请扫描二维码）

46. 组织结构是企业的流转运程、部门设置及职能规划等（　　）的结构依据。
    A．最基础　　　　　　　　　　　　B．最基本
    C．最根本　　　　　　　　　　　　D．最直接
47. 组织结构是企业的（　　）、部门设置及职能规划等最本的结构依据。
    A．管理模式　　　　B．管理要求　　　　　C．管控定位　　　　D．流转运程

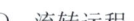

单项选择题 2
及答案
（共 45 题）

48. 组织结构是企业的流转运程、（　　）及职能规划等最基本的结构依据。
   A．部门设置　　　　B．管理要求　　　　C．管控定位　　　　D．管理模式
49. 组织结构是企业的流转运程、部门设置及（　　）等最基本的结构依据。
   A．管理模式　　　　B．管理要求　　　　C．职能规划　　　　D．管控定位
50. （　　）是企业的流转运程、部门设置及职能规划等最基本的结构依据。
   A．组织结构　　　　B．形态架构　　　　C．组织形态　　　　D．形态结构
51. 直线制组织结构是最早（　　）的集权式组织结构形态。
   A．最复杂　　　　　B．最简单　　　　　C．最基础　　　　　D．最基本
52. 直线制组织结构是（　　）最简单的集权式组织结构形态。
   A．最晚　　　　　　B．最基础　　　　　C．最基本　　　　　D．最早
53. 直线制组织结构是最早最简单的（　　）组织结构形态。
   A．参谋式　　　　　B．职能式　　　　　C．集权式　　　　　D．职权式
54. 职能制组织结构又称（　　）。
   A．参谋组织结构　　　　　　　　　　　B．直线参谋制组织结构
   C．直线-职能制组织结构　　　　　　　 D．职能参谋制组织结构
55. 直线-职能制组织结构又称（　　）。
   A．参谋组织结构　　　　　　　　　　　B．直线参谋制组织结构
   C．职能制组织结构　　　　　　　　　　D．职能参谋制组织结构

初级单项选择题考核试题（三）

单项选择题举例（更多试题及答案请扫描二维码）

91. 美容行业的职业形象由2部分组成：一是从业者给人的第一印象，二是（　　）。
   A．从业者表现的职业行为
   B．从业者在工作中逐渐显现出来的内在素养
   C．从业者表现的职业习惯
   D．从业者表现的职业操守
92. 美容行业的职业形象由3部分组成：一是（　　），二是从业者在工作中逐渐显现出来的内在素养。
   A．从业者表现的职业行为　　　　　　B．从业者表现的职业操守
   C．从业者表现的职业习惯　　　　　　D．从业者给人的第一印象
93. 初入职场必须具备4种能力：（　　），与人沟通能力，独立工作能力，团队合作能力。
   A．职场生存能力　　B．环境适应能力　　C．自主学习能力　　D．承担责任能力
94. 初入职场必须具备4种能力：自主学习能力,独立工作能力，（　　），团队合作能力。
   A．职场生存能力　　B．与人沟通能力　　C．环境适应能力　　D．承担责任能力
95. 初入职场必须具备4种能力：自主学习能力,与人沟通能力，（　　），团队合作能力。
   A．独立工作能力　　B．职场生存能力　　C．环境适应能力　　D．承担责任能力
96. 初入职场必须具备4种能力：自主学习能力,与人沟通能力，独立工作能力,（　　）。
   A．承担责任能力　　B．职场生存能力　　C．环境适应能力　　D．团队合作能力
97. 初入职场必须具备（　　）种能力。
   A．3　　　　　　　　B．2　　　　　　　　C．4　　　　　　　　D．6
98. 以下不符合职业发型的是（　　）
   A．前不压眉　　　　B．侧不盖耳　　　　C．后不及领　　　　D．扎高马尾

单项选择题3
及答案
（共45题）

99. 以下哪一项不符合美容光电仪器操作师的发型要求的是(　　)
    A．长发整齐向后扎起,高度与耳上缘齐平,并戴上发包
    B．碎发使用定型水、发夹固定
    C．刘海不能遮住眉毛,做到整齐、干净、饱满
    D．短发后侧头发可以过肩
100. 对于职业着装,以下哪一项是错误的(　　)
    A．穿吊带、露脐装　　B．穿统一制服　　C．着装整齐　　D．统一佩戴员工卡

初级单项选择题考核试题(四)

单项选择题举例(更多试题及答案请扫描二维码)

136. 组织是由下列哪一项组成(　　)
    A．细胞和无定型基质　　　　　B．细胞和细胞间质
    C．细胞和组织液　　　　　　　D．基质和纤维
137. 人体中最耐摩擦的上皮是(　　)
    A．假复层纤毛柱状上皮　　　　B．变移上皮
    C．单层立方上皮　　　　　　　D．复层扁平上皮
138. 产生抗体的细胞是(　　)
    A．中性粒细胞　　B．浆细胞　　C．巨噬细胞　　D．B细胞
139. 关于上皮组织功能的描述,下列哪一项是错误的(　　)
    A．保护　　B．吸收　　C．营养　　D．分泌
140. 红细胞的功能是(　　)
    A．运输氧气　　　　　　　　　B．运输氧气和部分二氧化碳
    C．运输养料　　　　　　　　　D．运输养料和部分废物
141. 神经元都有(　　)
    A．一条树突和一条轴突　　　　B．多条树突和一条轴突
    C．多条树突和多条轴突　　　　D．一条或多条树突和一条轴突
142. 下列哪一项不属于人体基本组织(　　)
    A．上皮组织　　B．结缔组织　　C．肌组织　　D．脂肪组织
143. 人体形态、结构和功能的基本单位是(　　)
    A．组织　　B．细胞　　C．器官　　D．细胞器
144. 关于复层扁平上皮的描述正确的是(　　)
    A．浅层为单层扁平细胞　　　　B．中间层细胞间为缝隙连接
    C．基底细胞层有较强的分裂增生能力　　D．含较多的毛细血管
145. 以下哪种细胞产生纤维和基质(　　)
    A．中性粒细胞　　B．浆细胞　　C．巨噬细胞　　D．成纤维细胞

单项选择题4及答案（共45题）

初级单项选择题考核试题(五)

单项选择题举例(更多试题及答案请扫描二维码)

181. 下列有关颈阔肌的描述正确的是(　　)
    A．颈阔肌位于颈前外侧部深筋膜

单项选择题5及答案（共45题）

B．颈阔肌位于颈前外侧部浅筋膜
C．颈阔肌位于颈外侧部深筋膜
D．颈阔肌位于颈外侧部浅筋膜

182. 下列有关颈丛的描述正确的是（　　）
A．由1~4颈神经的前支组成
B．位于胸锁乳突肌上段与中斜角肌和肩胛提肌之间
C．分支有皮支、肌支
D．颈丛皮支有枕小神经、耳大神经、颈横神经和锁骨神经

183. 以下哪一项不属于喉软骨的是（　　）
A．环状软骨　　B．甲状软骨　　C．会厌软骨　　D．气管软骨

184. （　　）_____法是利用机械振动仪器，对人体的局部进行刺激性按摩的方法。
A．负压法　　B．震荡法　　C．微创法　　D．水能疗法

185. 机械振动仪器可分为_____振动仪和面部振动仪。（　　）
A．身体　　B．背部　　C．腹部　　D．臀部

186. 振动的方式有两种：一种是_____振动；另一种是利用马达做偏心旋转，产生一种线性简单运动。（　　）
A．电磁式　　B．磁电式　　C．电动式　　D．射频式

187. 面部皮肤清洁利用震荡法促进_____（　　）
A．皮肤新陈代谢
B．皮肤进行深度清洁
C．角质细胞（死皮）的脱落
D．皮肤进行修复

188. _____美容仪器在身体按摩时，可以放松紧张的肌肉，改善肌肉酸痛僵硬状态，具有解除疲劳减轻肌肉紧张的功效。（　　）
A．负压法　　B．电磁能法　　C．震荡法　　D．微创法

189. 震荡法的生物效应有_____、增加局部组织含氧量、促进机体代谢产物的排出。（　　）
A．促进皮脂腺分泌和排泄
B．促进浅层角质细胞脱落
C．促进血液循环
D．促进皮肤再生

190. 真空吸引法，是以_____原理对皮肤产生吸力，刺激皮肤发生生物变化，从而达到美容功效的方法。（　　）
A．正压吸引　　B．负压吸引　　C．置换吸引　　D．负压提拔

初级单项选择题考核试题（六）

单项选择题举例（更多试题及答案请扫描二维码）

单项选择题6及答案（共45题）

226. 以下哪项不是美塑的生物效应（　　）
A．促使潜层角质细胞脱落
B．激发细胞活性
C．激活成纤维细胞，促进胶原蛋白交联
D．促进生物活性物质的充分吸收

227. 以下哪项是属于震荡法的生物效应（　　）
A．促进血液和淋巴液循环
B．促进皮脂腺分泌、排泄
C．刺激活性
D．增加局部组织含氧量

228. 以下哪个选项不属于震荡法的生物效应（　　）
A．促进血液循环
B．增加局部组织含氧量
C．促进机体代谢产物的排出
D．调节皮肤新陈代谢

229. 用振荡法增加局部能量消耗,(　　),收紧身体皮肤,具有减肥塑身的功效
　　A．分解脂肪细胞　　B．激发有氧代谢　　C．鼓动气血运行　　D．激活成纤维细胞
230. (　　)可使毛囊、汗腺扩张变得通畅,改善细胞膜的通透性,增加细胞间隙的渗透力,可以使皮肤吸收能力成倍增长
　　A．微创法　　B．负压吸引　　C．干热法　　D．震荡法
231. 通过负压＿＿＿＿乳房,可增强乳房韧带的韧性,有利于脂肪组织的蓄积,使乳房丰满、挺拔。(　　)
　　A．射频刺激　　B．化学刺激　　C．物理刺激　　D．生物刺激
232. 目前常用的微创美容方法主要包括微晶和＿＿＿＿(　　)
　　A．美塑枪　　B．美塑　　C．晶体　　D．微针
233. 将微晶粒喷扫皮肤浅层,促使浅层＿＿＿＿。(　　)
　　A．角质细胞脱落　　B．皮肤再生　　C．细胞再生加快　　D．角质细胞修复
234. 微针可刺激细胞活性,表皮细胞自身＿＿＿＿被激活,加快细胞再生。(　　)
　　A．修复系统　　B．修复能力　　C．吸收能力　　D．再生能力
235. 微针激活成纤维细胞,促进胶原蛋白交联,可以达到＿＿＿＿,祛皱的美容目的。(　　)
　　A．防止皮肤早衰　　B．改善油性皮肤　　C．收紧皮肤　　D．祛瘢痕

初级单项选择题考核试题(七)

单项选择题举例(更多试题及答案请扫描二维码)

单项选择题7及答案(共33题)

271. 纤体瘦身仪的负压的吸收作用促进了血液循环,大大改善＿＿＿＿组织的新陈代谢。(　　)
　　A．局部　　B．整体　　C．细胞　　D．身体
272. 纤体瘦身仪可将各种皮肤组织的各个层次充分吸附到双极射频之间,使射频能量更有效地达到皮下组织＿＿＿＿(　　)
　　A．角质层　　B．结缔组织　　C．脂肪层　　D．真皮层
273. 纤体瘦身仪＿＿＿＿还能让皮肤和肌肉得到充分的放松,缓解皮肤和肌肉的疲劳。(　　)
　　A．双单极射频热融　　B．负压吸放作用　　C．红外线照射　　D．滚轴机械按摩
274. 红外线照射够加速皮下脂肪组织的代谢,促进＿＿＿＿的作用。(　　)
　　A．组织的微循环　　B．血液循环　　C．皮下脂肪消融　　D．新陈代谢
275. 纤体瘦身仪的美容应用范围包括纤体塑形、＿＿＿＿、瘦身、紧肤、舒压、刮痧、按摩。(　　)
　　A．消减脂肪团　　B．术后修复　　C．消除橘皮样病变　　D．促进排毒
276. 美体综合仪操作前准备好所需物品,包括＿＿＿＿。(　　)
　　A．仪器、探头、营养精油　　B．仪器、手具、介质油　　C．仪器、手具、营养精油　　D．仪器、探头、介质油
277. 操作后,处理部位有明显的红、热和组织收紧感。如果采用射频处理,则顾客主诉热量是＿＿＿＿的。(　　)
　　A．从外而内　　B．由表及里　　C．由里及表　　D．从内而外
278. 美体综合仪在操作前需要清洁处理部位,清洁后使用(　　)轻轻将表皮残留的水擦干。
　　A．无菌棉布　　B．湿巾　　C．无菌纱布　　D．纸巾
279. 在疗程结束后,肤质上的改变也是非常明显的,约＿＿＿＿的橘皮组织可以有效地被去除。(　　)
　　A．50%　　B．55%　　C．60%　　D．65%

280. 美体综合仪操作过程根据人体的_____走向操作其效果会更突出。( )
   A．皮肤纹理　　　　B．淋巴循环　　　　C．身体经络　　　　D．血液循环

初级多项选择题考核试题(一)

多项选择题举例(更多试题及答案请扫描二维码)

1. 美容行业4个时期分别为( )。
   A．生活美容时期　　　　B．SPA养生时期
   C．大医美时期　　　　　D．高科技美肤时期
   E．医学美容时期

2. 高科技美肤时期消费群体趋向( )。
   A．高效、科技　　B．时尚、便捷　　C．安全、价实　　D．普及率高　　E．愈后时间短

3. 电子商务的普及，促使美容行业进一步( )，以应对市场需求。
   A．形成个性化流派　　　　B．规范服务标准　　　　C．提高服务质量
   D．强化专业水平　　　　　E．提升从业人员职业素养

4. 电子商务的普及，加速业内对( )等产业一体化模式进行深入研究。
   A．化妆品　　B．美容宣传　　C．美容仪器　　D．美容教育　　E．美容服务

5. 由于个性化的青年群体思想活跃、个性张扬，给美容行业带来真正意义的( )。
   A．转变　　B．针对性服务　　C．个性化需求　　D．消费水平　　E．变革

6. 个性化服务是美容从业者( )是否精湛的试金石。
   A．个人能力　　B．专业知识　　C．才艺表演　　D．专业技能　　E．专业水平

7. 美容消费者对美容从业人员的专业素质要求越来越高了，不仅仅满足于简单、复制性高的服务，而且希望得到( )。
   A．专业的关注和指导　　　　B．有效的关注和指导　　　　C．针对性关注和指导
   D．特殊的关注和指导　　　　E．最优质的指导

8. 随着高科技美容养生技术的普及，将有大量受过医学美容专业教育的( )涉足美容行业，他们将成为美容行业未来发展的主力军。
   A．高学历人才　　B．知识型人才　　C．技能型人才　　D．学术型人才　　E．德育双修型人才

9. 一般把美容行业分为( )两类。
   A．注射美容　　B．整形美容　　C．激光美容　　D．生活美容　　E．医疗美容

10. 以下哪项是生活美容与医疗美容的相同点( )。
    A．定义相同　　　　B．美容方法相同　　　　C．服务对象相同
    D．目的相同　　　　E．你中有我，我中有你

多项选择题1及答案
（共40题）

初级多项选择题考核试题(二)

多项选择题举例(更多试题及答案请扫描二维码)

41. 直线-职能组织结构是在_____和_____的基础上取长补短，吸取这两种形式的优点建立起来的。( )
    A．直线制组织结构　　　　B．职权-组织结构
    C．职能制组织结构　　　　D．职权组织结构
    E．领导组织结构

多项选择题2及答案
（共40题）

42. 美容行业终端服务企业的规模大小各异：_____、_____，组织架构相对复杂。（　　）
    A．规模小　　　　B．规模大　　　　C．人员少　　　　D．人员多　　　　E．领导多
43. 美容行业终端服务企业的规模大小各异：_____、_____，组织架构相对简单。（　　）
    A．规模小　　　　B．规模大　　　　C．人员少　　　　D．人员多　　　　E．领导多
44. 合理的组织结构能够（　　）。
    A．提高管理人员的管理水平　　　B．实现高效的管理结果　　　C．充分体现企业价值观
    D．达成企业目标　　　　　　　　E．为企业增强品牌效应
45. 良好的组织结构体系，能够使不同职能、不同机构部门通过_____、_____与_____的形式，保证企业经营高效运作。（　　）
    A．明确职责　　　B．分工协作　　　C．有效控制　　　D．有效联系　　　E．权力统一
46. 多层次的管理，可以（　　）。
    A．为企业增强品牌效应　　　B．为公司创造效益　　　C．监督工作效率
    D．明确责任与分工　　　　　E．防止集权主义出现
47. 直线-职能制组织结构的优点是既_____，又可以在各级行政负责人的领导上，充分_____。（　　）
    A．为企业增强品牌效应　　　　　　B．提高管理人员的管理水平
    C．体现企业价值观　　　　　　　　D．保证了企业管理体系的集中统一
    E．发挥各专业管理机构的作用
48. 与_____都是围绕人体以医学理论、美学理论和心理学理论为基础展开的探索、研究与工作。（　　）
    A．生活美容　　　B．医学美容　　　C．整形美容　　　D．高科技美肤　　　E．侵入治疗
49. 美容消费者对美容从业人员的专业素质要求越来越高了，不仅仅满足于（　　）的服务，而且希望得到专业的、有效的关注和指导。
    A．优质　　　　　B．针对性强　　　C．简单　　　　　D．复制性高　　　　E．一对一
50. 以下哪项不属于美容行业4个时期？（　　）
    A．整形美容时期　　　　B．侵入美容时期　　　C．注射美容时期
    D．高科技美肤时期　　　E．医学美容时期

初级多项选择题考核试题（三）

多项选择题举例（更多试题及答案请扫描二维码）

多项选择题3
及答案
（共40题）

81. 医疗美容企业岗位有（　　）
    A．网络咨询师　　　　　　　　B．现场咨询师
    C．客服专员　　　　　　　　　D．整形医生
    E．护士
82. 医疗美容企业岗位特点有（　　）
    A．经常出差，而且出差时间比较长
    B．以医疗美容项目为主，具有执业医生资格和护士资格
    C．工作地点固定
    D．医美专业学生择业岗位具有局限性
    E．有销售意识和服务意识
83. 医疗美容企业岗位特点有（　　）
    A．有管理能力，培训能力和协调能力　　　B．服务质量以顾客认可为导向
    C．工作地点固定　　　　　　　　　　　　D．医美专业学生择业岗位具有局限性

E．有销售意识和服务意识
84. 通过晨会能够达到以下目的( )
   A．宣传企业
   B．调动员工的工作热情,激发能量,营造积极向上的企业氛围
   C．强化团队意识,感受融入团队的激情和快乐
   D．弘扬企业文化
   E．提高销售意识和服务意识
85. 晨会活动流程有( )
   A．组织 B．整队 C．整装 D．问好 E．自我介绍
86. 晨会活动流程有( )
   A．精神状态   B．背诵企业价值观   C．分享
   D．舞蹈   E．今日主要工作(学习)安排
87. 晨会活动流程有( )
   A．精神状态   B．介绍流程   C．分享
   D．分析工作   E．今日主要工作(学习)安排
88. 晨会活动流程有( )
   A．整队   B．主持人介绍流程   C．自我介绍
   D．分析工作   E．分享
89. 晨会活动流程有( )
   A．分析工作   B．背诵企业价值观   C．舞蹈
   D．组织   E．介绍流程
90. 午饭活动的目的是( )
   A．提高精神状态   B．强化团队意识   C．培养团队协作
   D．统筹意识   E．加强沟通能力

初级多项选择题考核试题(四)

多项选择题举例(更多试题及答案请扫描二维码)

121. 血细胞:约占血液容积的45%＿＿＿＿,包括＿＿＿＿。( )
    A．红细胞 B．血蛋白 C．血小板
    D．球蛋白 E．白细胞
122. 固有结缔组织包括下列哪项?( )
    A．疏松结缔组织 B．致密结缔组织 C．脂肪组织 D．网状组织 E．肌肉组织
123. 疏松结缔组织的细胞多种多样,主要有以下哪几种?( )
    A．成纤维细胞 B．巨噬细胞 C．浆细胞 D．肥大细胞 E．脂肪细胞
124. 根据纤维的形态、结构和化学特性分为＿＿＿＿( )
    A．蛋白质纤维 B．胶原纤维 C．弹性纤维 D．毛发纤维 E．网状纤维
125. 神经组织由＿＿＿＿组成。( )
    A．神经元 B．神经纤维 C．神经胶质细胞 D．神经末梢 E．细胞体
126. 神经元即神经细胞,是神经系统的结构和功能单位,具有＿＿＿＿的能力。( )
    A．感受刺激 B．传导冲动 C．发动反应 D．转换能量 E．整合信息
127. 神经元按功能分为＿＿＿＿( )

多项选择题4
及答案
(共40题)

A．单级神经元　B．感觉神经元　C．运动神经元　D．中间神经元　E．多级神经元
128. 神经元按突起数量分为_____（　　）
A．多级神经元　B．感觉神经元　C．双级神经元　D．假单极神经元　E．单级神经元
129. 关节的基本构成有_____。（　　）
A．关节面　B．关节囊　C．关节腔　D．关节窝　E．关节头
130. 骨由_____构成。（　　）
A．骨质　B．骨干　C．骨膜　D．骨髓　E．骨端

初级多项选择题考核试题（五）

多项选择题举例（更多试题及答案请扫描二维码）

161. 以下哪项属于面部皮肤的特点（　　）
A．面部皮肤薄而柔软　　　　　B．面部皮肤血管密集
C．有丰富的汗腺和皮脂腺　　　D．是表情肌的止点
E．是表情肌的终点

多项选择题5
及答案
（共40题）

162. 人的面型各异，分类方法主要有多少种，即_____。（　　）
A．数字法　B．图形法　C．字形法　D．列表法　E．指数法
163. 眉的形态包括（　　）
A．新月眉　B．柳叶眉　C．V字眉　D．一字眉　E．剑眉
164. 以下属于外鼻的结构是（　　）
A．鼻翼　B．鼻背　C．鼻根　D．鼻孔　E．鼻中隔
165. 属于以物品描述鼻型的是（　　）
A．鹰钩鼻　B．驼峰鼻　C．蒜头鼻　D．虎鼻　E．鞍鼻
166. 不属于使鼻根部皮肤产生纵沟的肌肉是（　　）
A．降眉肌　B．皱眉肌　C．额肌　D．眼轮匝肌　E．颧小肌
167. 对耳廓的描述正确的是（　　）
A．皮肤厚、富含皮下组织　　　B．耳廓软骨富有弹性和韧性
C．耳廓长约7.5 cm　　　　　　D．耳廓分为软骨部和耳垂部
E．耳廓位于头颅两侧
168. 以下属于面部皱纹的是（　　）
A．额纹　B．川字纹　C．鱼尾纹　D．法令纹　E．颈纹
169. 属于上唇的表面的重要结构有_____。（　　）
A．唇缘弓　B．唇沟　C．唇珠　D．唇红缘　E．唇峰
170. 三叉神经分为_____。（　　）
A．眼神经　B．上颌神经　C．下颌神经　D．面神经　E．下牙槽神经

初级多项选择题考核试题（六）

多项选择题举例（更多试题及答案请扫描二维码）

201. 下列选项中属于冷疗法的美容应用的是（　　）
A．缓解紧张疲劳　　　　　B．镇静安抚式按摩
C．消肿镇痛　　　　　　　D．控油和收缩毛孔　　　E．减肥

多项选择题6
及答案
（共34题）

202. 属于机械能疗法的是（　　）
   A．震荡法　　　B．干热法　　　C．冷疗法　　　D．负压法　　　E．微创法
203. 以下属于震荡法的美容美体应用的是（　　）
   A．面部皮肤清洁　　　B．面部按摩　　　C．面部提升
   D．身体按摩　　　E．塑身美体
204. 以下哪项是属于负压法的美容美体应用（　　）
   A．面部皮肤清洁　　　B．淋巴排毒　　　C．乳房保养
   D．面部按摩　　　E．背部（或四肢）刮痧
205. 以下哪项属于微创法的特点是（　　）
   A．创伤小　　　B．痛苦少　　　C．无瘢痕　　　D．恢复快　　　E．资金少
206. 微创法的种类分为微晶和美塑，其中美塑的生物效应有（　　）
   A．促使浅层角质细胞脱落　　　B．激活表皮细胞的自身修复能力
   C．促进皮肤再生功能　　　D．促进胶原蛋白交联
   E．充分吸收生物活性物质
207. 水疗对人体的作用主要有＿＿＿＿＿＿（　　）
   A．物理刺激　　　B．温度刺激　　　C．机械刺激　　　D．感觉刺激　　　E．化学刺激
208. 以下哪项应用是按水疗方法分类的（　　）
   A．淋浴　　　B．盐水浴　　　C．气泡浴　　　D．温水浴　　　E．漩水浴
209. 以下哪项属于机械刺激（　　）
   A．水流压力刺激　　　B．静水压力刺激　　　C．水流冲击刺激
   D．冲击压力刺激　　　E．浮力作用
210. 光能疗法是利用＿＿＿＿＿＿作用于人体，达到防治疾病和促进机体康复目的的方法。（　　）
   A．阳光　　　B．红外线　　　C．紫外线　　　D．强脉冲光　　　E．激光

初级判断题考核试题（一）

判断题举例（更多试题及答案请扫描二维码）

判断题1及答案
（共40题）

1. 从2014年开始，中国美容行业进入高科技美肤时期。（　　）
2. 从2014年开始，中国美容行业进入大医美时期。（　　）
3. 从2012年开始，中国美容行业进入高科技美肤时期。（　　）
4. 从2014年开始，中国美容行业进入生活美容时期。（　　）
5. 从2014年开始，中国美容行业进入SPA养生时期。（　　）
6. 跟风是生活美容时期的特点。（　　）
7. 个性是生活美容时期的特点。（　　）
8. 潮流是生活美容时期的特点。（　　）
9. 高效是生活美容时期的特点。（　　）
10. 纵观中国美容行业近30年的发展，大致可分为4个时期。（　　）
11. 纵观中国美容行业近30年的发展，大致可分为5个时期。（　　）
12. 纵观中国美容行业近30年的发展，大致可分为6个时期。（　　）
13. 纵观中国美容行业近30年的发展，大致可分为3个时期。（　　）
14. 美容行业4个时期分别是生活美容时期、高科技美肤时期、大医美时期、SPA养生时期。（　　）
15. 美容行业4个时期分别是生活美容时期、高科技美肤时期、医学美容时期、SPA养生时期。（　　）

初级判断题考核试题(二)

判断题举例(更多试题及答案请扫描二维码)

41. 行业规模是指劳动者、劳动手段、劳动规模等生产要素和产品在行业里集中的程度。( )
42. 产业链是一个包含价值链、企业链、供需链和空间链 4 个维度的概念。( )
43. 产业链是一个包含价值链、消费链、供需链和空间链 4 个维度的概念。( )
44. 产业链是一个包含价值链、企业链、供需链和结构链 4 个维度的概念。( )
45. 产业关联的实质是各产业中企业之间的供给与需求关系。( )
46. 产业关联的实质是各产业中企业之间的互相协调关系。( )
47. 产业关联的实质是各产业中企业之间的互相帮扶关系。( )
48. 组织结构是指企业内的组织机构以及机构之间从属、并列配置关系的组织形态。( )
49. 组织结构的形式与状况对组织功能的发挥和管理目标的实现有着直接的关系。( )
50. 组织结构的形式与状况对组织功能的发挥和管理目标的实现有着间接的关系。( )
51. 组织结构是企业的流程运转、部门设置及职能规划等最基本的结构依据。( )
52. 组织结构是企业的流转运程、部门设置及职能规划等最根本的结构依据。( )
53. 直线制组织结构是一种最早也是最简单的集权式组织结构形式。( )
54. 直线制组织结构是一种最早也是最复杂的集权式组织结构形式。( )
55. 职能制组织结构是一种最早也是最简单的集权式组织结构形式。( )

判断题 2 及答案
(共 40 题)

初级判断题考核试题(三)

判断题举例(更多试题及答案请扫描二维码)

81. 团队精神是企业文化的一部分,是一种集体意识。( )
82. 团队精神的核心是团结协作。( )
83. 团队精神的目的是最大限度地发挥团队成员的潜在能力。( )
84. 在工作效率方面,优秀的企业团队的工作效率是言必行、行必果。( )
85. 在工作效率方面,优秀的企业团队的工作效率是站如松、坐如钟。( )
86. 企业荣誉是企业的核心。( )
87. 企业文化是企业的核心。( )
88. 团队精神要求团队的每个成员都以提高自身素质和实现团队目标为己任。( )
89. 企业价值观是企业的标识。( )
90. 企业文化是在一定条件下,企业在生产经营和管理活动中所创造的具有该企业特色的精神财富和物质形态。( )
91. 企业价值观是企业在追求经营过程中所推崇的根本信念和基本目标。( )
92. 产品品牌是包含产品的广告、特点、定位等方面的组合体。( )
93. 企业发展壮大的基本条件之一,就是拥有一支高效率工作的员工。( )
94. 见习美容导师、美容导师、技术导师、美容讲师、品牌总监等,构成下游企业的核心岗位。( )
95. 美容师是上、中游企业的核心岗位。( )

判断题 3 及答案
(共 40 题)

初级判断题考核试题(四)

判断题举例(更多试题及答案请扫描二维码)

判断题4及答案
(共40题)

121. 美容师在引领顾客上楼梯时,顾客在前,接待人员在后。下楼梯时,顾客在后,接待人员在前。( )
122. 美容师为顾客斟茶前应检查茶具是否完好,茶杯有裂口或缺角时不可使用。( )
123. 标准站姿从侧面看,全身笔直,精神饱满,两眼正视,表情自然。( )
124. 弯腰捡拾物品时,两腿叉开,臀部向后撅起不伤大雅。( )
125. 顾客做完护理,来到大厅,准备离开时,前台美容师要提醒顾客带好随身物品。( )
126. 恰到好处地表达对顾客的关心和体贴,体现真诚的态度,起到锦上添花的作用。如"有台阶,请小心"。( )
127. 如果别人无意识地碰到自己或妨碍到自己,应予以警告。( )
128. 经过拐角、楼梯或过道,照明欠佳的地方要提醒顾客留意。( )
129. 与顾客并排行走时,陪同引导人员行走在右侧,以示尊重。( )
130. 送客人到达电梯口、车门口或房门口时,应该快走两步为客人服务。进出电梯时以"先进后出"为原则,方便控制电梯。( )
131. 解剖学的姿势是人体直立,两眼平视前方,上肢下垂,下肢并拢,手掌和足尖朝前。( )
132. 靠近足的为上,靠近头的为下。( )
133. 垂直轴是为上、下方向垂直于水平面,与人体长轴平行的轴。( )
134. 将人体横切为上、下两部分的切面称为水平面。( )
135. 与人体长轴相垂直的轴称为冠状轴。( )

初级判断题考核试题(五)

判断题举例(更多试题及答案请扫描二维码)

判断题5及答案
(共40题)

161. 颅顶部的皮肤、浅筋膜、颅顶肌和帽状腱膜紧密结合,不易分离,犹如一层,称之为"头皮"( )
162. 头部按摩是美容院重要的服务项目之一,头部按摩可以缓解疲劳等,所有头部不适都可以按摩。( )
163. 由颅顶直接观察,可将头型分为4种,即长头型、中头型、圆头型、特圆头型。( )
164. 头皮内因含有大量的毛根、毛囊、皮脂腺和汗腺,故好发疖、痈和皮脂腺囊肿。( )
165. 位于头顶部的中线两侧,由前部的额区、后部的枕区和位于两者之间的顶区组成称为颞区。( )
166. 颅脑部由8块脑颅骨构成,包括额骨、筛骨、蝶骨、枕骨各1块,以及顶骨、颞骨各2块,它们共同围成颅腔,容纳、支持和保护脑组织。( )
167. 囟门未闭合之前,颅内压增高时额囟饱满隆起。( )
168. 目前对头的形态进行分类的方法主要有颅顶观察和指数法两种。( )
169. 面部肌肉按部位分为颅顶肌、外耳肌、眼周围肌、鼻肌、口周围肌。( )
170. 面部的淋巴管较细小,但分布广泛。淋巴结丰富,主要有面淋巴结和腮腺淋巴。( )
171. 面静脉缺少静脉瓣,当血管受压时,血液不可逆流。( )
172. 面部因血管丰富而血供丰富,因而组织再生和抗感染能力很强,有利于创愈合,且瘢痕较小,为美容整形手术提供了便利条件,但创伤时出血亦较多。( )

173. 面部皮肤是全身皮肤最薄的区域,平均厚度仅为 0.5 cm。（ ）
174. 固有颈部分为颈前区、胸锁乳突区和颈后区。（ ）
175. 肩部由锁骨和肩胛骨构成。（ ）

初级判断题考核试题(六)

判断题举例(更多试题及答案请扫描二维码)

201. 水疗中水流冲击刺激的形式有淋浴、直喷浴、气泡淋浴。（ ）
202. 水流冲击刺激可引起明显的血管收缩,并使神经系统兴奋。（ ）
203. 根据热能源分类,热能疗法可以分为干热疗法、湿热疗法和传导热疗法。（ ）
204. 传导热疗法作用于人体,使人体产生热量,改善血液循环,减少炎症渗出,达到消炎、消肿止痛的目的。（ ）
205. 辐射热疗法常用的热能源有红外线、日光等。（ ）
206. 利用热源介体直接接触人体,将热传入人体属于传导热疗法。（ ）
207. 传导热疗法有蜡疗、中药湿敷、泥疗。（ ）
208. 热能疗法可降低神经敏感,分解脂肪,减肥瘦身。（ ）
209. 热能疗法可以减轻组织充血,减低痛觉神经的兴奋性,缓解疼痛。（ ）
210. 美容常用的冷疗法有镇静安抚、控油和收缩毛孔、消肿镇痛作用。（ ）
211. 负压法美容仪器在身体按摩时,可以放松紧张的肌肉,改善肌肉酸胀僵硬状态,具有解除疲劳、减轻疼痛的功效。（ ）
212. 用振荡法促进血液循环,分解脂肪细胞,激活基底细胞活性,具有减肥塑身的功效。（ ）
213. 震荡法的生物效应有促进血液循环、增加局部组织含氧量、促进皮脂腺分泌、排泄。（ ）
214. 真空吸引法,是以正压吸引原理对皮肤产生吸力,刺激皮肤发生生物变化,从而达到美容功效的方法。（ ）
215. 负压吸引可使毛囊、汗腺扩张变得通畅,改善细胞膜的通透性,增加细胞间隙的渗透力,可以使皮肤吸收能力成倍增长。（ ）

判断题 6 及答案
（共 65 题）

中　级

中级单项选择题考核试题(一)

单项选择题 1 及答案
（共 50 题）

单项选择题举例(更多试题及答案请扫描二维码)

1. （　　）包括企业价值观、企业背景、企业荣誉、企业制度、企业产品品牌、企业团队建设。
   A．企业精神　　　　　　　　　　B．企业文化
   C．企业信念　　　　　　　　　　D．企业目标
2. 企业价值观是企业的(　　)。
   A．窗口　　B．根本　　C．足迹　　D．核心
3. （　　）是企业的核心。
   A．企业精神　B．企业文化　C．企业价值观　D．企业信念
4. （　　）是企业的窗口。

A．企业价值观　　　　　B．企业产品品牌　　　C．企业团队建设　　　D．企业荣誉
5. 企业团队建设是企业的（　　）
   A．根本　　　　　　　　B．足迹　　　　　　　C．核心　　　　　　　D．窗口
6. 企业价值观是企业及其员工的（　　）。
   A．共同观念　　　　　　B．信念取向　　　　　C．价值取向　　　　　D．共同信念
7. 所谓（　　），就是企业的历史。
   A．企业资产　　　　　　B．企业文化　　　　　C．企业荣誉　　　　　D．企业背景
8. 企业产品品牌是企业的（　　）。
   A．窗口　　　　　　　　B．根本　　　　　　　C．足迹　　　　　　　D．核心
9. （　　）是企业的根本。
   A．企业价值观　　　　　　　　　　　　　　　B．企业产品品牌
   C．企业团队建设　　　　　　　　　　　　　　D．企业荣誉
10. （　　）是企业及其员工的价值取向。
    A．企业精神　　　　　　B．企业文化　　　　　C．企业信念　　　　　D．企业价值观

中级单项选择题考核试题（二）

单项选择题举例（更多试题及答案请扫描二维码）

单项选择题2
及答案
（共50题）

51. （　　）是指一个岗位所要求的、需要去完成的工作内容以及应当承担的责任范围。
    A．岗位职务　　　　　　　　　　　　　　　B．岗位职责
    C．岗位职位　　　　　　　　　　　　　　　D．岗位职称
52. （　　）是企业为完成工作任务而确定的，由岗位职务和等级内容组成。
    A．职业　　　　　　　　B．职位　　　　　　　C．岗位　　　　　　　D．职称
53. 岗位是企业为完成工作任务而确定的，由（　　）组成。
    A．岗位职务　　　　　　　　　　　　　　　B．等级内容
    C．岗位职责和等级内容　　　　　　　　　　D．岗位职务和等级内容
54. 岗位是企业为完成工作任务而确定的，由（　　）和等级内容组成。
    A．岗位职务　　　　　　B．岗位职责　　　　　C．岗位职位　　　　　D．岗位职称
55. 任何岗位都是（　　）的综合体。
    A．责任与义务　　　　　　　　　　　　　　B．责任、权利与义务
    C．责任与权利　　　　　　　　　　　　　　D．权利与义务
56. 企业依靠员工的（　　）实现发展目标。
    A．智力　　　　　　　　B．体力　　　　　　　C．脑力　　　　　　　D．智力和体力
57. 企业依靠员工的智力和（　　）实现发展目标。
    A．脑力　　　　　　　　B．活力　　　　　　　C．体力　　　　　　　D．执行力
58. 企业依靠员工的（　　）和体力实现发展目标。
    A．智力　　　　　　　　B．脑力　　　　　　　C．活力　　　　　　　D．执行力
59. 员工依靠（　　）得到物质报酬和自身发展机会。
    A．自身能力　　　　　　B．企业的平台　　　　C．企业背景　　　　　D．企业资源
60. （　　）使企业和员工在责权统一过程中实现双赢。
    A．岗位职务　　　　　　B．岗位职位　　　　　C．岗位职责　　　　　D．岗位职称

中级单项选择题考核试题(三)

单项选择题举例(更多试题及答案请扫描二维码)

101. 关于运动系统的描述,正确的是( )
    A．运动系统由骨、骨骼肌和骨连结三部分组成
    B．骨与骨连结形成骨骼
    C．骨骼构成人体的基本轮廓
    D．骨骼肌附于骨,具有收缩和舒张的功能

102. 骨的构造包括( )
    A．环骨板、骨间板和骨单位　　　　B．密质、松质和髓腔
    C．骨质、骨膜和骨髓　　　　　　　D．骨质、骨膜和骨细胞

103. 骨科依外形分为4类,其中不包括( )
    A．长骨　　　　B．短骨　　　　C．方骨　　　　D．扁骨

104. 下列对于肺的描述,错误的是( )
    A．肺位于胸腔内,左、右各一
    B．左肺因心的位置偏向左侧而狭长
    C．右肺因受肝的影响而宽短
    D．凡面部色青无华者,病在肺

105. 关于骨连接的形式和滑膜关节的基本构造,错误的是( )
    A．骨连接的形式分为直接连接和间接连接两类
    B．间接连接又称为关节和滑膜关节
    C．直接连接有骨与骨之间借致密结缔组织、软骨的连接2类
    D．关节的特点是连接相对骨面之间有间隙,活动度大

106. 关于滑膜关节的基本构造,错误的是( )
    A．由关节面、关节囊、关节腔构成
    B．关节面是构成关节的邻接骨面
    C．关节囊是由滑膜和纤维结缔组织构成的膜性囊
    D．关节腔为密闭的正压结构

107. 关于甲状腺的描述,错误的是( )
    A．位于喉和气管上段的外侧面
    B．促进代谢、骨骼、中枢神经系统发育
    C．上段达甲状软骨中部,下端可达第6气管软骨环
    D．甲状腺激素分泌过低时,会导致发育不良

108. 关于胰岛的描述,错误的是( )
    A．分布于胰腺的内分泌细胞团　　　B．分泌胰岛素、胰高血糖素
    C．胰岛素缺乏时,血糖浓度降低　　D．若超过肾糖阈,会引起糖尿病

109. 在皮肤创伤愈合中有重要的再生修复作用的是( )
    A．角质层　　　B．透明层　　　C．颗粒层　　　D．基底层

110. 在紫外线的照射下,皮肤可以制造( )
    A．维生素A　　B．维生素B　　C．维生素C　　D．维生素D

中级单项选择题考核试题(四)

单项选择题举例(更多试题及答案请扫描二维码)

151. 超声波有利于改善风湿性关节炎,是发挥了超声波的_____作用。( )
    A. 空化　　　　　　B. 弥散
    C. 软化　　　　　　D. 修复

152. 声波的传播必须依靠介质,声波能在固体、液体、气体物质中传播,但不能在_____中传播。( )
    A. 人体组织　　B. 液体石蜡　　C. 甘油　　　　D. 真空

153. 声波的传播速度与介质的_____有关,与声波的频率无关。( )
    A. 特性　　　　B. 密度　　　　C. 材料　　　　D. 材质

154. 在同一介质中超声波的传播距离与频率有关,频率越高,传播越_____。( )
    A. 强　　　　　B. 远　　　　　C. 近　　　　　D. 弱

155. 超声波的传播距离与介质的特性有关。介质密度_____,吸收少,则穿透力大。( )
    A. 近　　　　　B. 远　　　　　C. 小　　　　　D. 大

156. 超声波振动可引起组织细胞内物质运动,使细胞震荡、旋转、摩擦,_____,产生类似细胞按摩的作用。( )
    A. 刺激细胞活性　　B. 细胞质流动　　C. 增强细胞液流动　　D. 加速血液循环

157. 超声波的_____可以促进有效成分的吸收,软化瘢痕组织。( )
    A. 生物效应　　B. 理化效应　　C. 低温效应　　D. 温热效应

158. 超声波振动可以改变_____,刺激细胞半透膜的弥散过程,促进新陈代谢,加速血液和淋巴循环。( )
    A. 皮肤缺血缺氧状态　　　B. 细胞内物质运动
    C. 蛋白质的合成　　　　　D. 细胞膜的通透性

159. 超声波振动可以使挛缩、僵硬的结缔组织延伸松软,因此对瘢痕有非常好的_____。( )
    A. 弥散作用　　B. 空化作用　　C. 软化作用　　D. 修复作用

160. 超声波的_____以骨骼和结缔组织较多,脂肪和血液较少。( )
    A. 冷作用　　　B. 热作用　　　C. 合成与分解作用　　D. 聚合作用

中级多项选择题考核试题(一)

多项选择题举例(更多试题及答案请扫描二维码)

1. 企业文化包括( )
   A. 企业价值观　　B. 企业背景　　C. 企业资产
   D. 企业发展　　　E. 企业前景

2. 企业文化包括( )
   A. 企业价值观　　B. 企业资产　　C. 企业背景　　D. 企业前景　　E. 企业荣誉

3. 企业文化包括( )
   A. 企业价值观　　B. 企业背景　　C. 企业荣誉　　D. 企业制度　　E. 企业前景

4. 企业文化包括( )
   A. 企业价值观　　B. 企业背景　　C. 企业荣誉　　D. 企业制度　　E. 企业产品品牌

5. 企业文化包括（　　）
　　A．企业价值观　　B．企业产品品牌　　C．企业团队建设　　D．企业荣誉　　E．企业前景
6. 企业价值观是企业决策者对（　　）等取向做出的选择，是为员工所接受的共同观念。
　　A．企业性质　　B．企业背景　　C．企业目标　　D．企业荣誉　　E．企业经营方式
7. 优秀企业的标志是（　　）
　　A．企业历程长　　　　　　　　　　B．企业在经营中获得的荣誉多
　　C．企业价值观始终如一　　　　　　D．企业有无上市
　　E．企业经营方式良好
8. 企业领航人是企业的灵魂，（　　）都与领航人息息相关
　　A．企业理念　　　　　B．企业规划　　　　　C．企业管理模式
　　D．企业执行力　　　　E．企业背景
9. 产品品牌是包含产品的（　　）等方面的组合体
　　A．名称　　B．术语　　C．标记　　D．符号　　E．设计
10. 优秀企业的标志是（　　）
　　A．企业历程长　　　　　　　　　　B．企业经营方式良好
　　C．企业价值观始终如一　　　　　　D．企业有无上市
　　E．企业在经营中获得的荣誉多

中级多项选择题考核试题（二）

多项选择题举例（更多试题及答案请扫描二维码）

多项选择题2及答案（共50题）

51. 中游企业市场部的关键岗位有（　　）。
　　A．美容导师　　B．店长　　C．见习美容导师　　D．技术老师　　E．品牌讲师
52. 企业制定的岗位任职资格一般由（　　）3个部分组成。
　　A．工作经验　　B．个人条件　　C．行为能力　　D．工作技能　　E．素质要求
53. 任职资格是指为了保证工作目标的实现，对任职者必须具备的（　　）等方面的要求。
　　A．知识　　B．技能　　C．能力　　D．个性　　E．经验
54. 任职资格通常以胜任岗位所需的（　　）等来表达。
　　A．学历　　B．专业　　C．工作经验　　D．工作技能　　E．素质要求
55. 个人条件包括（　　）。
　　A．家庭背景　　B．性别　　C．年龄　　D．学历　　E．家庭关系
56. 行为能力包括（　　）。
　　A．执行力　　B．工作效率　　C．知识　　D．技能水平　　E．工作经验
57. 素质要求包括（　　）。
　　A．工作动机　　B．兴趣与爱好　　C．个性　　D．价值观　　E．人生观
58. 绩效考评工作业绩设定指标时一般从（　　）四个方面考虑。
　　A．数量　　B．质量　　C．成本　　D．时间　　E．结果
59. 薪酬包括（　　）。
　　A．固定工资　　B．敬业奖金　　C．相关补贴　　D．绩效提成　　E．年终奖金
60. 薪酬公平要做到（　　）三方面的公平。
　　A．分配　　B．过程　　C．机会　　D．培训　　E．目标

61. 任职资格管理的意义有( )。
   A．提高工作效率和工作质量
   B．任职资格管理有利于企业核心能力的培养,增强企业市场竞争力
   C．任职资格管理中国是企业人力资源管理的核心基础工作之一
   D．使员工明晰工作定位
   E．任职资格管理为员工发展提供更大的空间,有利于人才的留用

62. 创新意识由( )构成。
   A．创造动机   B．创造兴趣   C．创造情感   D．创造意志   E．创造机遇

中级多项选择题考核试题(三)

多项选择题举例(更多试题及答案请扫描二维码)

多项选择题3及答案
(共50题)

101. 理想腰部的形体健美一般应具备条件是( )
   A．腹型为扁平腹
   B．前观和后观,左右对称
   C．腰部前屈、后伸、侧屈、旋转和环转均活动自如
   D．脊柱腰曲最突出点至中轴线的距离为3～5 cm
   E．腰围,男性为胸围的75%,女性为胸围的2/3或身高×0.34

102. 构成人体椎骨的有( )
   A．颈椎   B．胸椎   C．腰椎   D．骶椎   E．尾椎

103. 对于椎体一般形态的描述,正确的是( )
   A．由椎体和椎弓构成   B．各椎弓贯通,构成椎管   C．椎间孔有脊神经和血管通过
   D．有一对关节突   E．有一对横突

104. 躯干骨包括( )
   A．椎骨   B．胸骨   C．肋骨   D．髋骨   E．锁骨

105. 关于脊柱美学的描述,错误的是( )
   A．脊柱侧面观具有颈曲、胸曲、腰曲和3个生理性弯曲
   B．背型分为正常背、驼背、平背和鞍背等4类
   C．脊柱腰段过于前凸,使胸部扁平而腹部隆隆称为鞍背
   D．弯曲度不够大或超过一定限度,都会使背部形态失去美感
   E．正常背的颈曲和腰曲的最大垂直距离为2.5～4 cm

106. 参与了椎体连接的结构是( )
   A．椎间盘   B．前纵韧带   C．后纵韧带   D．黄韧带   E．关节突关节

107. 在一块典型的椎骨上可以看到的是( )
   A．椎弓   B．棘突   C．椎体   D．椎间孔   E．横突

108. 股三角在腹股沟韧带下方由内侧向外侧依次排列的有( )
   A．股静脉   B．股动脉   C．股神经   D．股骨头   E．股环

109. 股三角的内容有( )
   A．股动脉及其分支   B．股静脉及其属支   C．股神经及其分支
   D．腹股沟浅淋巴结   E．大隐静脉的5个属支

110. 根据臀部的形态、体积和皮肤弹性,可将女性臀部分为( )
   A．上翘   B．标准型   C．下垂型   D．扁平型   E．挺翘型

中级多项选择题考核试题(四)

多项选择题举例(更多试题及答案请扫描二维码)

151. 射频美容仪器的原理分别是_____。(   )
 A．抗衰　　　　B．除皱　　　　C．溶脂
 D．美白　　　　E．清洁

多项选择题 4 及答案
（共 28 题）

152. 微针是由_____组成。(   )
 A．滚动轮　　B．针滚轮　　C．双极探头　　D．手柄　　E．极头

153. 微针在滚动过程中需注意的原则有_____。(   )
 A．力度均匀平稳　　　　　　　B．操作顺序从下到上,从外到内
 C．分区域无序滚动　　　　　　D．已操作部位可多次重复操作
 E．操作顺序从上到下,从外到内

154. 微针美容操作后可以使用的皮肤美容修复产品有_____。(   )
 A．柔和剂　　　　　B．微科细胞修复1号　　　　C．水光面膜
 D．微科舒缓夜1号　　E．微科细胞修复2号

155. 腹臀减脂仪的冷冻的生物效应包括_____。(   )
 A．机械效应　　B．高温效应　　C．化学效应　　D．生化代谢效应　　E．生物效应

156. 腹臀减脂仪一定用卷尺测量处理部位_____,便于与后期的处理效果进行比较。(   )
 A．尺寸　　B．脂肪厚度　　C．脂肪体积　　D．体重　　E．体积

157. 腹臀减脂仪调节好参数后。将手具窗口_____测试部位皮肤待5～10秒后,观察皮肤反应和问顾客感觉。(   )
 A．垂直　　B．倾斜　　C．紧贴　　D．放松　　E．远离

158. 腹臀减脂仪的基本原理包括(   )
 A．冷冻溶脂的产生　　B．低温的传播　　C．脂肪细胞的转化
 D．冷冻的生物效应　　E．脂肪细胞的再生

159. 腹臀减脂仪的美容应用范围可有(   )
 A．侧腰　　B．正腹　　C．臀下线　　D．背部脂肪　　E．胸部

160. 电子养生理疗仪通过红外线技术能在短时间内_____(   )
 A．促使病变组织蛋白质固化　　B．改善局部组织新陈代谢　　C．改善局部血液循环
 D．增强免疫功能　　　　　　　E．改善局部组织修复

中级判断题考核试题(一)

判断题举例(更多试题及答案请扫描二维码)

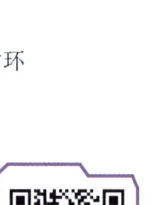

判断题 1 及答案
（共 50 题）

1. 企业文化包括企业价值观、企业背景、企业荣誉、企业制度、企业产品品牌、企业团队建设。(   )
2. 企业文化包括企业价值观、企业背景、企业资产、企业制度、企业产品品牌、企业团队建设。(   )
3. 企业文化包括企业价值观、企业前景、企业荣誉、企业制度、企业产品品牌、企业团队建设。(   )
4. 企业文化包括企业价值观、企业背景、企业荣誉、企业制度。(   )
5. 企业文化包括企业价值观、企业制度、企业产品品牌、企业团队建设。(   )

6. 企业价值观是企业决策者对企业性质、企业目标、企业经营方式等取向所作出的选择,是为员工所接受的共同观念。(　)
7. 企业价值观是企业的核心。(　)
8. 企业价值观是企业的足迹。(　)
9. 企业价值观是企业的窗口。(　)
10. 企业价值观是企业的根本。(　)
11. 企业产品品牌是企业的窗口。(　)
12. 企业团队建设是企业的根本。(　)
13. 企业价值观是企业及其员工的基本观念。(　)
14. 企业价值观是企业及其员工的价值取向。(　)
15. 所谓企业背景,就是企业的资产。(　)

中级判断题考核试题(二)

判断题举例(更多试题及答案请扫描二维码)

51. 美容行业中的企业类型基本分为2种:上游企业、下游企业。(　)
52. 岗位职责是指一个岗位所要求的、需要去完成的工作内容以及应当承担的责任范围。(　)
53. 岗位分工是指一个岗位所要求的、需要去完成的工作内容以及应当承担的责任范围。(　)
54. 岗位是企业为完成工作任务而确定的,由岗位职务和等级内容组成。(　)
55. 岗位是企业为工作分工而确定的,由岗位职务和等级内容组成。(　)
56. 岗位是企业为完成工作任务而确定的,由岗位职责和等级制度组成。(　)
57. 任何岗位都是责任、权利与义务的综合体。(　)
58. 只有特定岗位是责任、权利与义务的综合体。(　)
59. 任何岗位都是权利与义务的综合体。(　)
60. 企业依靠员工的智力和体力实现发展目标。(　)
61. 企业依靠员工的脑力和体力实现发展目标。(　)
62. 企业依靠员工的执行力和体力实现发展目标。(　)
63. 企业依靠员工的执行力和行动力实现发展目标。(　)
64. 员工依靠企业的平台得到物质报酬和自身发展机会。(　)
65. 员工依靠企业的平台只能得到物质报酬。(　)

判断题2及答案
(共50题)

中级判断题考核试题(三)

判断题举例(更多试题及答案请扫描二维码)

101. 呼吸道是气体进出肺的通道,包括鼻、咽、喉、气管和各级支气管。(　)
102. 消化系统的主要功能是消化食物、吸收营养物质和排出食物残渣。(　)
103. 肝脏参与调节机体的体液、电解质和酸碱平衡,对保持人体内环境的相对稳定起着重要作用。(　)
104. 血管升压素又称抗利尿激素。生理状态时使尿量增多;大量失血时使血压升高。(　)
105. 内分泌腺细胞合成与分泌的高效能生物活性物质称为激素。(　)

判断题3及答案
(共50题)

106. 神经系统的主要功能是调节新陈代谢、维持机体内环境的稳态等。（   ）
107. 甲状腺分泌甲状腺激素,有促进代谢、骨骼、中枢神经系统发育的功能。（   ）
108. 小肠可分为十二指肠、空肠、回肠和结肠。（   ）
109. 甲状腺上段达甲状软骨中部,下段可达第 4 气管软骨环。（   ）
110. 胰高血糖素促进分解,使血糖升高,这些作用与胰岛素的作用相辅。（   ）
111. 正常表皮呈碱性,可抑制细菌生长。（   ）
112. 真皮由于富有弹性和韧性,具有抗压和缓冲外力的作用。（   ）
113. 因外伤使感觉神经末梢受损,皮肤感觉不变。（   ）
114. 皮肤通过汗腺分泌汗液,排出水、无机盐、尿素等代谢产物。（   ）
115. 皮肤不可以选择性地吸收某些物质。（   ）

中级判断题考核试题（四）

多项选择题举例（更多试题及答案请扫描二维码）

151. 12 对肋的肋头与 12 块胸椎的肋凹形成肋椎关节。（   ）
152. 关节盂的上、下方各有一粗糙隆起,分别称为盂上结节和盂下结节。（   ）
153. 脊柱侧面观中颈曲和腰曲突向后方,胸曲和骶曲突向前方。（   ）
154. 尾骨由 4～5 块退化的尾椎长合而成,呈三角形,上接骶骨,下端游离。（   ）
155. 骶骨下端的骶角在体表可触及,是骶管麻醉的标志。（   ）
156. 胸椎的椎体和横突都有与肋骨相连接的关节面。（   ）
157. 支配背腰部皮肤和肌肉的神经主要来自脊神经分支。（   ）
158. 背腰部上界以第 7 颈椎棘突和两侧的肩峰连线为界。（   ）
159. 椎间盘具有"弹性垫"样作用,可缓解外力对脊柱的震动,也可增加脊柱的运动幅度。（   ）
160. 颈腰部的椎间盘前薄后厚,胸部的则与此相反。（   ）
161. 竖脊肌收缩时维持人体直立、脊柱后伸及头后仰。（   ）
162. 竖脊肌向上分为 3 束,包括棘肌、胸最长肌、髂肋肌。（   ）
163. 肾门是肾血管、神经、淋巴管和肾盂的出入部位。（   ）
164. 腰部除了有恰当的腰围外,还应有腰部的形体美。（   ）
165. 腰部从前后方向观察,侧观最凹点在第 4、5 腰椎棘突处。（   ）

判断题 4 及答案
（共 50 题）

中级判断题考核试题（五）

多项选择题举例（更多试题及答案请扫描二维码）

201. 超声波在介质中的传播速度与频率成反比。（   ）
202. 医学美容的操作部位以皮肤表面为主。（   ）
203. 超声波的生物效应包括机械效应、温热效应和理化效应。（   ）
204. 声波通过激发人体的合成酶活性,将多个相同或相似的小分子聚合成一个较大分子,有利于蛋白质的合成,以及组织细胞的更新、修复。（   ）
205. 超声波的热作用以脂肪和血液较多,骨骼与结缔组织较少。（   ）
206. 超声波美容仪是利用超出人类正常听觉范围的波形作用于人体肌肤的美容仪器。（   ）
207. 使用超声波美容仪器进行护理时,两个疗程间隔时间为一周。（   ）
208. 超声波振动物体使周围的载体产生与其本身相同的振动,并向四周传播,形成振动波。（   ）

判断题 5 及答案
（共 50 题）

209. 超声波被广泛应用在通信、探测、定位等行业。（ ）
210. 超声波传播距离与介质的特性有关,介质密度大,吸收多,穿透力大。（ ）
211. 超声波生物效应包括促进保养品营养成分吸收、延缓皮肤衰老、软化瘢痕。（ ）
212. 超声波通过激发人体局部组织营养液,将多个相同或相似的小分子聚合成一个较大分子,有利于蛋白质的合成,以及组织细胞的更新、修复。（ ）
213. 在超声波作用下,可使组织 pH 值向碱性方面发展,缓解慢性炎症所伴有的局部酸中毒减轻疼痛。（ ）
214. 超声波产热是热能在介质中转变成内能的能量转换过程,即热传递。（ ）
215. 不同频率的声波在同一介质中的传播速度是不同的,但同一频率的声波在不同介质中的传播速度是相同的。（ ）

中级判断题考核试题（六）

多项选择题举例（更多试题及答案请扫描二维码）

判断题6及答案
（共56题）

251. 微针可促进胶原蛋白及弹性纤维增生,从而填补凹洞、淡化痘疤色素。（ ）
252. 微针的美容范围适合用于眼角纹、抬头纹、口周纹等协力性皱纹。（ ）
253. 微针美容操作后1周内请勿过度按摩揉捏,并避免高温湿热的环境。（ ）
254. 微针美容操作过后如有出血点,必须清洁干净。（ ）
255. 腹臀减脂仪的冷冻减脂效果,可以使多数顾客通常接受1～2次美容仪后就会显著看出脂肪体积的减少。（ ）
256. 腹臀减脂仪操作要进行到操作终点,即皮肤变为苍白色、瘀青、红肿并持续数分或数十分钟方可停止。（ ）
257. 腹臀减脂仪建议餐后1小时方能操作。（ ）
258. 腹臀减脂仪操作时,不需要避开安装假体部位,女性生理期间建议停止操作。（ ）
259. 在操作微针美容仪后,不需要采取护后修复护理的措施。（ ）
260. 射频美容仪主要有除皱和溶脂的作用。（ ）
261. 在操作射频美容仪后一周内,不能用热水洗浴(不超过体温的水即可),并且需要防止日晒。（ ）
262. 射频美容仪在操作中,在顾客身上贴好正极片,负极连接线一头连接机器,另一头接到电极上。（ ）
263. 电子养生理疗仪的仪器原理有真空负压技术、红外线技术和生物电流。（ ）
264. 电子养生理疗仪是通过直电流的刺激,使人体产生生物电,促进细胞活性,提高人体的免疫力和抗病能力。（ ）
265. 电子养生理疗仪的美容应用范围包括通淋巴、通经络、软化结节等。（ ）

（叶秋玲　申泽宇　朱艳）

图书在版编目(CIP)数据

美容仪器应用/杨国峰,贾建鸿,叶秋玲主编. —2版. —上海:复旦大学出版社,2023.1
(2024.1重印)
ISBN 978-7-309-16560-9

Ⅰ.①美… Ⅱ.①杨… ②贾… ③叶… Ⅲ.①美容-医疗器械 Ⅳ.①R622

中国版本图书馆 CIP 数据核字(2022)第 197591 号

美容仪器应用(第二版)
杨国峰　贾建鸿　叶秋玲　主编
责任编辑/高　辉

复旦大学出版社有限公司出版发行
上海市国权路 579 号　邮编:200433
网址: fupnet@ fudanpress.com　http://www.fudanpress.com
门市零售: 86-21-65102580　团体订购: 86-21-65104505
出版部电话: 86-21-65642845
上海四维数字图文有限公司

开本 787 毫米×1092 毫米　1/16　印张 11.25　字数 281 千字
2024 年 1 月第 2 版第 3 次印刷

ISBN 978-7-309-16560-9/R·2001
定价:49.00 元

如有印装质量问题,请向复旦大学出版社有限公司出版部调换。
版权所有　侵权必究